ROLAND LIEBSCHER-BRACHT | DR. MED. PETRA BRACHT

KNIE & MENISKUS

SCHMERZEN SELBST BEHANDELN

Meniskusschaden
Knie-/Gonarthrose
Bänderverletzung
Bakerzyste

THEORIE

PRAXIS

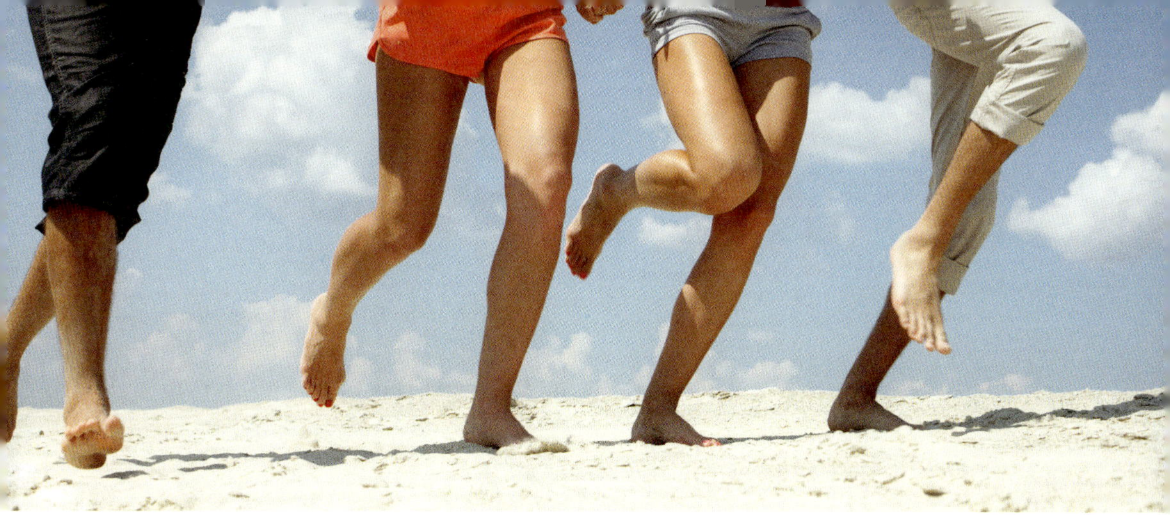

SERVICE

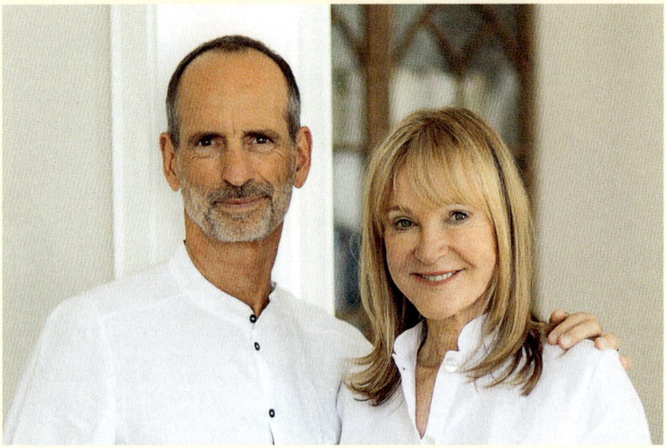

Wir wollen allen Menschen ein schmerzfreies und langes Leben in bester Gesundheit und voller Beweglichkeit ermöglichen. Dafür leben und arbeiten wir. Unser besonderes Anliegen dabei: den Menschen das Wissen zu vermitteln, wie sie sich selbst helfen können.

Roland Liebscher-Bracht
studierte Maschinenbau, trainierte und unterrichtete aber sein Leben lang asiatische Kampf- und Bewegungskunst. Das versetzte ihn in die Lage, zusammen mit seiner Frau eine neue, wirksame Schmerztherapie zu entwickeln. Seit 2007 bilden sie Ärzte, Heilpraktiker und Physiotherapeuten in dieser Liebscher & Bracht-Schmerztherapie aus. Bereits über 12 000 Menschen in Deutschland, Österreich und der Schweiz sind mittlerweile nach ihrer Methode ausgebildet.

Dr. med. Petra Bracht
ist Ärztin für Allgemeinmedizin und Naturheilverfahren. Sie arbeitet seit über 35 Jahren als Ernährungs- und Orthomolekularmedizinerin und führt ihr privatärztliches Liebscher & Bracht Gesundheitszentrum in Bad Homburg. Das oberste Ziel ihrer Behandlung ist es, die Selbstheilungsmechanismen zu aktivieren, die jedem Menschen innewohnen. Dabei erzielt sie große Wirkung mit der Optimierung der Ernährungs- und Bewegungsgewohnheiten ihrer Patienten.

GUTE AUSSICHTEN!

Sehr viele Menschen leiden unter Knieschmerzen, teilweise auch, nachdem das Knie operiert wurde. Schmerzende Kniegelenke schränken nicht nur die Lebensqualität ein, sondern werden – vor allem bei Älteren – zu einem erheblichen Problem, da der Stoffwechsel umso schwächer wird, je weniger man laufen und sich bewegen kann. Grund genug, Knieschmerzen schnellstmöglich zu beseitigen. Dieses Buch zeigt Ihnen effektive Methoden, um Ihre Knieschmerzen selbst zu behandeln.

Aus unserer Sicht müssen bei der Betrachtung von Kniegelenksbeschwerden viele neue Erkenntnisse der letzten Jahre miteinbezogen werden. Die Entstehung von Knieschmerzen und Arthrose lässt sich nämlich oft auf alltägliche Faktoren zurückführen. Häufig sind dabei unbewusst »antrainierte« Verkürzungen und Verspannungen der Muskeln und Faszien die Ursache. Ungünstige Alltagshaltungen wie stundenlanges Sitzen tragen sehr wahrscheinlich eine Menge zur Entstehung der Beschwerden bei. Mit dem Wissen um die Auslöser sowie unseren Tipps und Übungen zum Ausgleich haben Sie gute Chancen, dass Ihre Knie langfristig schmerzfrei bleiben und sich sogar der Knorpelverschleiß im Knie wieder stoppen lässt.

Wenn Sie dieses Buch gelesen haben, kennen Sie nicht nur die häufigsten Ursachen Ihrer Kniebeschwerden, sondern wissen genau, was zu tun ist, damit Ihre Knie wieder schmerzfrei werden können. Sie lernen die Selbstbehandlung mit den Liebscher & Bracht Übungen®, gezielten Faszien-Rollmassagen und unserer Osteopressur kennen. Spezielle Hilfsmittel erleichtern Ihnen das Üben und sorgen für optimale Wirksamkeit.

Was mit unserer Therapie möglich ist, deutet eine erste klinische Studie an. Mit unserer Methode konnten wir Knieschmerzen bei Arthrose um durchschnittlich 80 Prozent senken.[1] Das und mehr können Sie auch erreichen!

Wir wünschen Ihnen viel Erfolg und Freude an der neuen Beweglichkeit!

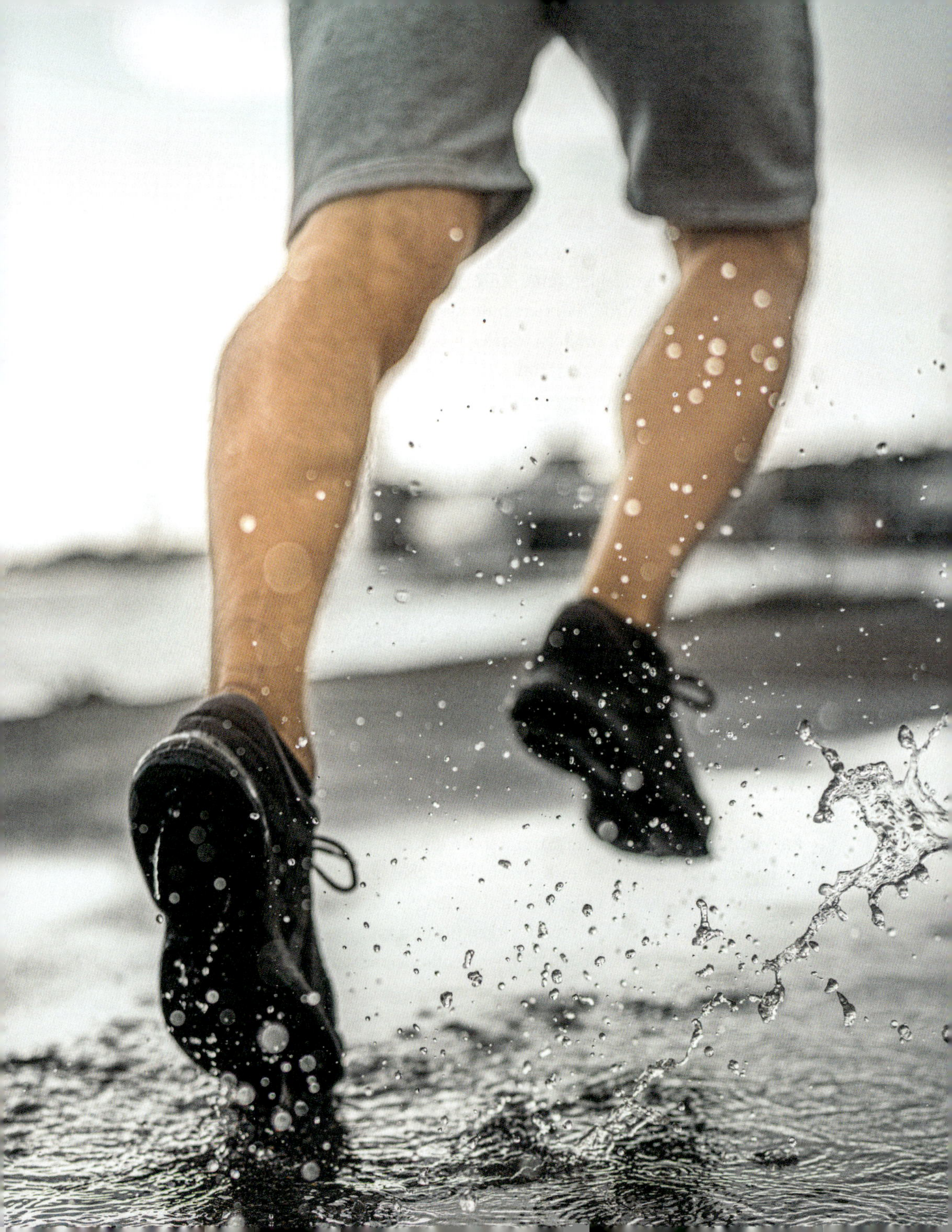

IHRE CHANCE AUF SCHMERZFREIHEIT

Ob Sie die Hoffnung auf Schmerzfreiheit und darauf, jemals wieder längere Strecken beschwerdefrei laufen zu können, längst aufgegeben haben oder ob Sie zum ersten Mal mit Schrecken feststellen, dass Ihre Knie wehtun – wir wissen, dass Sie eine gute Chance haben.

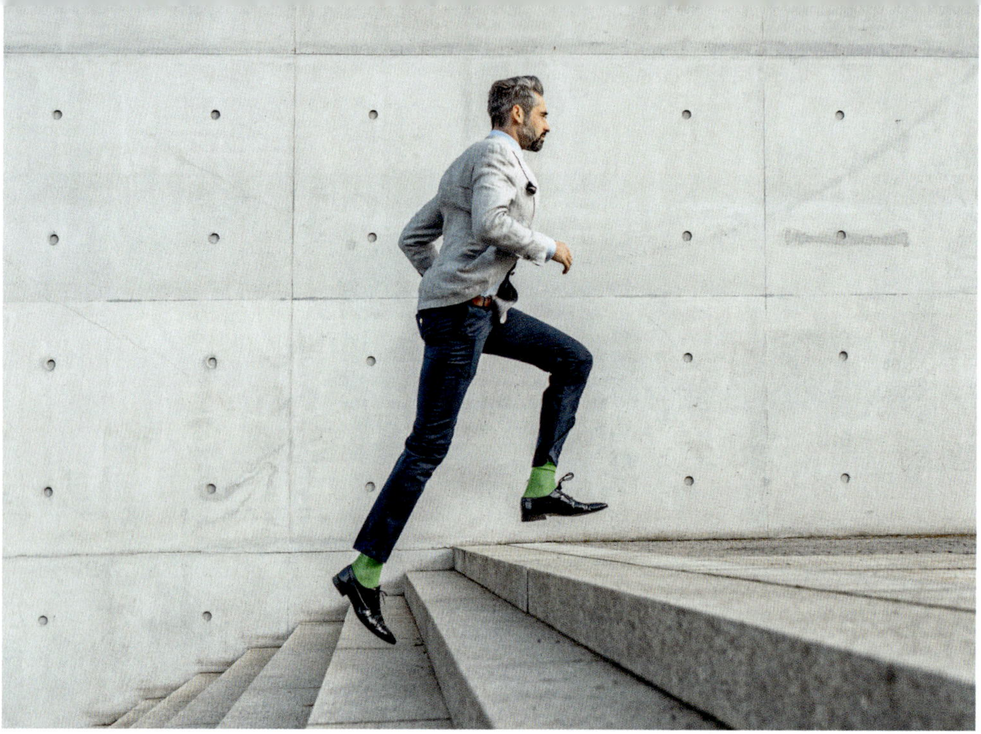

SO KANN IHR WEG AUSSEHEN

Stehen Sie morgens mit Knieschmerzen auf, haben Beschwerden bei jedem Schritt und wünschen sich nichts sehnlicher, als sich endlich wieder besser zu fühlen? Dies können wir gut nachempfinden – und Millionen anderer Menschen teilen diesen Wunsch mit Ihnen. Vielleicht haben Sie bereits eine Diagnose bekommen: Arthrose, Meniskusläsion oder -verschleiß, Bänderverletzung, Bakerzyste … Und Sie haben vielleicht auch schon diverse Behandlungen ausprobiert, womöglich sogar eine Operation hinter sich, doch es ging Ihnen wie vielen Schmerzpatienten? Leider sind die gängigen Methoden oft nicht von langfristigem Erfolg gekrönt. Schmerzhemmende Medikamente, passive Therapiemaßnahmen und Operationen können oft nicht auf Dauer die Schmerzfreiheit der Patienten gewährleisten. Den Grund dafür sehen wir von *Liebscher & Bracht* darin, dass eine mögliche Ursache der Beschwerden leicht übersehen und daher nicht gezielt behandelt wird. Dies konnten wir über Jahrzehnte bei der Behandlung von Patienten beobachten, die zuvor bereits längere Zeit unter Schmerzen am Knie litten.

Über 35 Jahre haben unsere praktischen Erfahrungen gezeigt, dass der Grund für die Schmerzen in sehr vielen Fällen identisch ist: unnachgiebige Muskeln und Faszien, die (zu) starke Spannungen aufbauen. Dadurch werden die Gelenke oft derart zusammengepresst, dass zum Beispiel die Menisken einreißen können oder der Knorpel verschleißt.

Natürlich entstehen Knieschmerzen auch durch Verletzungen oder Unfälle, doch in vielen Fällen sind für uns verkürzte Muskeln und Faszien sowie die daraus resultierenden Spannungen die grundlegende Ursache.

Wir glauben: Mithilfe von Schmerzen signalisiert Ihr Körper, dass Ihr Knie geschädigt wird und dass Sie nicht so weitermachen sollen wie bisher. Und obwohl Sie sich vielleicht wegen Ihrer Schmerzen am liebsten gar nicht mehr bewegen möchten, ist die (richtige) Bewegung in Form von Übungen entscheidend dafür, diese Ursache Ihrer Beschwerden zu beheben.

Mit diesem Buch möchten wir Ihnen Wege in Ihre persönliche Schmerzfreiheit aufzeigen, denn unser Ziel ist, dass jeder Mensch, völlig unabhängig vom Alter, ein schmerzfreies Leben frei von Bewegungseinschränkungen führen kann – und zwar möglichst ohne Medikamente und Operationen!

Zunächst möchten wir Ihnen die Angst nehmen. Eine Diagnose wie Gonarthrose ist nicht der Anfang vom Ende, sondern eine Chance, die Signale Ihres Körpers besser verstehen zu lernen und *sich selbst* von Beschwerden zu befreien. Mit der Liebscher & Bracht-Methode bieten wir Ihnen eine konkrete Hilfe zur Selbsthilfe bei unterschiedlichen Arten von Knieschmerzen – selbst nach einer Operation. Wie das funktioniert, erklären wir in den folgenden Kapiteln. Sie erfahren, wie Schmerzen im Knie häufig entstehen, was die zugrunde liegende Ursache ist und wie Sie sich selbst effektiv von den Schmerzen befreien können.

DIE SCHMERZTHERAPIE NACH LIEBSCHER & BRACHT

Seit Mitte der 1980er-Jahre befassen wir uns mit dem Thema Schmerzen. Wir haben es geschafft, eine neue Therapie zu entwickeln, die Patienten auf natürliche Weise dauerhaft von ihren Schmerzen befreien kann. Ihr Ziel ist es, dass alle Menschen ein schmerzfreies, gesundes Leben in voller Beweglichkeit bis ins hohe Alter führen können.

Mittlerweile dürfen wir immer mehr dazu beitragen, das Verständnis für die Schmerzen im menschlichen Körper, ihre Funktion und Aufgabe und natürlich die Schmerzbehandlung voranzubringen. Mit unserer natürlichen Schmerzbehandlung, deren positive »Nebenwirkungen« eine gesteigerte Beweglichkeit und ein aktiver Stoffwechsel sein können, stoßen wir bei immer mehr Menschen auf offene Ohren.

Zu Beginn unserer Ausbildungstätigkeit im Herbst 2007 verhielt es sich noch völlig anders. Die Teilnehmer unserer Schmerztherapieausbildungen waren verständlicherweise skeptisch, dass die Wirksamkeit tatsächlich so groß sein kann, wie wir behaupten. Letztlich konnten die meisten der teilnehmenden Ärzte und Therapeuten aber im Laufe der Ausbildung von ihren eigenen Schmerzen befreit werden – und nur das überzeugt.

Ebenso verhielt es sich mit unseren Patienten. Viele kamen nur deshalb, weil sie keine andere Möglichkeit mehr sahen, ihre quälenden Schmerzen loszuwerden. Doch auch sie konnten sich nicht vorstellen, wie das gehen sollte, denn oft lag eine jahrelange Odyssee hinter ihnen, auf der sie »alles« versucht hatten, um sich schließlich damit abfinden zu sollen, dass ihnen nicht zu helfen sei: »Das liegt eben bei Ihnen in der Familie.« »In Ihrem Alter ist da nichts mehr zu machen.« »Bei Ihnen ist das psychisch.« »Bevor Sie nicht 50 Kilo abgenommen haben, kann Ihnen niemand helfen …« Das waren die Aussagen, die viele Patienten zu uns trieben. Und deshalb glaubten sie auch nicht wirklich daran, dass wir ihnen helfen könnten, weil sie ja über Jahre gehört hatten, da sei nichts mehr zu machen.

Heute ist unsere Liebscher & Bracht-Methode sehr bekannt, und zwar vor allem weil wir viele Patienten relativ schnell von ihren Schmerzen und Beschwerden befreien können – auch von chronischen oder solchen, die in der herkömmlichen Medizin als austherapiert

WICHTIGER HINWEIS

Grundsätzlich empfehlen wir allen Menschen mit starken akuten oder chronischen Schmerzen, bei heftigen Vorgeschichten wie mehrfachen Operationen oder anderen erschwerenden Umständen, sicherheitshalber einen unserer zertifizierten Liebscher & Bracht-Therapeuten aufzusuchen, ehe sie mit den in diesem Buch empfohlenen Selbsthilfeübungen beginnen. Schon nach der ersten Behandlung können Sie dann einschätzen, ob unsere Methode Ihnen helfen kann und wie Sie weitermachen möchten. Und wenn Sie nicht weiterwissen, sich die Eigenanwendung noch nicht zutrauen, wenn Sie Fragen zu den Übungen oder den anderen Selbsthilfetechniken haben oder bei der Ausführung einfach einen Profi an Ihrer Seite wissen möchten, dann stehen Ihnen auch dafür unsere zahlreichen Therapeuten gerne zur Verfügung.

gelten. Immer mehr Ärzte, Physiotherapeuten und Heilpraktiker lassen sich deshalb bei uns ausbilden, weil ihre Patienten mit der *Schmerztherapie nach Liebscher & Bracht* behandelt werden möchten. Inzwischen therapieren in Deutschland, Österreich und der Schweiz über 12 000 von uns ausgebildete Ärzte und Therapeuten nach unserer Schmerztherapiemethode und nutzen unsere Qualitätssicherungsmaßnahmen, um Vorgaben umzusetzen und Abläufe zur Therapie nach dem von uns aufgestellten Goldstandard durchzuführen.

Diese Anzahl unserer Therapeuten permanent zu erweitern und die Behandlungsqualität immer weiter zu verbessern, ist unsere größte und wichtigste Aufgabe. Wir wollen, dass jeder Schmerzleidende nicht weit fahren muss, damit er oder sie unsere Therapie in Anspruch nehmen und so schnell wie möglich von Schmerzen und Beschwerden befreit werden kann.

Unsere Vision von einem schmerzfreien Leben für alle

Mit diesem Buch möchten wir allen Betroffenen die Möglichkeit geben, sich selbst von ihren Knieschmerzen zu befreien, damit sie das Leben wieder schmerzfrei bei jedem Schritt genießen können.

Nach der Lektüre wissen Sie, wie die meisten Schmerzen im Bereich des Knies nach unserem Modell zustande kommen und wie Sie vorbeugen können, um sie zu verhindern und dauerhaft davon verschont zu bleiben. Darüber hinaus lernen Sie, was bei akuten Schmerzen helfen kann. Mithilfe von theoretischem Wissen, ausgefeilten Übungstechniken und praktischen Hilfsmitteln können Sie wieder freier werden und eigenverantwortlich zu Ihrer lebenslangen Schmerzfreiheit und Gesundheit beitragen. Neben einfachen Körperübungen lernen Sie unterstützende Faszien-Rollmassagen und die Eigenanwendung unserer therapeutischen Osteopressur kennen. Auf unserer Website *www.liebscher-bracht.com* finden Sie dazu viele weitere Informationen und Hilfsmittel. Besuchen Sie auch unbedingt unseren Youtube-Kanal mit knapp 1500 kostenfreien und motivierenden Übungsvideos, um am Ball zu bleiben.

Wäre es nicht schön, sich wieder schmerzfrei bewegen zu können und den Spaß am Sport zurückzugewinnen?!

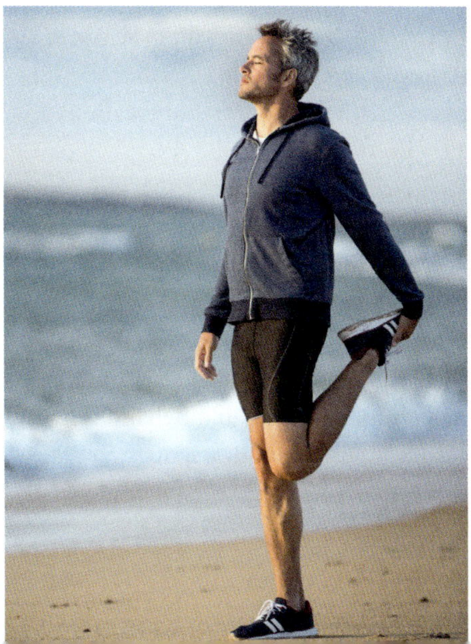

UNSERE GESCHICHTE

Medizinisch-naturheilkundliches Wissen und Kenntnisse aus dem Maschinenbau, kombiniert mit lebenslanger Bewegungserfahrung aus der Kampfkunst – das waren die Grundlagen der neuen Schmerztherapie.

1985 eröffnete ich (Roland) meine erste WingTsun-Kampfkunstschule und erlebte dort immer wieder, dass bei Kursteilnehmern Schmerzen besser wurden oder sogar verschwanden. Laut ärztlicher Diagnose – Arthrose, Bandscheibenvorfall oder Entzündungen – hätten diese Schmerzen aber nach damaligem Verständnis nicht beeinflussbar sein dürfen, vor allem nicht durch Bewegungsübungen, von denen eher abgeraten wurde [2, 3, 4, 5]. Für mich als studiertem Wirtschaftsingenieur der Fachrichtung Maschinenbau, der sein Hobby Kampfkunst zum Beruf gemacht hatte, waren diese Schmerzlinderungen ebenso wenig erklärbar wie für Petra als Ärztin für Allgemeinmedizin und Naturheilverfahren.

In den Folgejahren entwickelte ich aufgrund dieser Erfahrungen ein neues Bewegungssystem gegen Schmerzen, später ein manuelles Therapiesystem, das wir »Osteopressur« tauften. Uns wurde immer klarer, dass die damalige Lehrmeinung der Medizin und Physiotherapie zur Entstehung und Behandlung der meisten Schmerzen am Bewegungsapparat infrage gestellt werden musste, da möglicherweise entscheidende Zusammenhänge übersehen wurden.

In den folgenden 20 Jahren entstand aus unseren Erkenntnissen ein neues Modell der Schmerzentstehung für zahlreiche Erkrankungen. Die daraus abgeleitete Therapie ist in der Lage, die meisten Schmerzen des Bewegungsapparates ohne Schmerzmittel und Operationen auf völlig natürliche Weise zu senken oder sogar ganz zu beseitigen.

Seit 2007 bilden wir Ärzte aller Fachrichtungen, Physiotherapeuten, Heilpraktiker, Osteopathen und andere Therapeuten in unserer *Schmerztherapie nach Liebscher & Bracht* aus und verbreiten unser Wissen und Können in Vorträgen, Büchern, Fernsehen, Radio, Zeitungen, Übungs- und Erklärvideos auf Youtube und durch Aktivitäten in vielen sozialen Netzwerken.

Unser Ziel ist, allen Menschen ein schmerzfreies Leben zu ermöglichen. Besonderen Wert legen wir darauf, dass die Schmerzleidenden lernen, sich zunehmend mit unseren Liebscher & Bracht Übungen®, der Faszien-Rollmassage und der Osteopressur selbst zu behandeln und zu helfen.

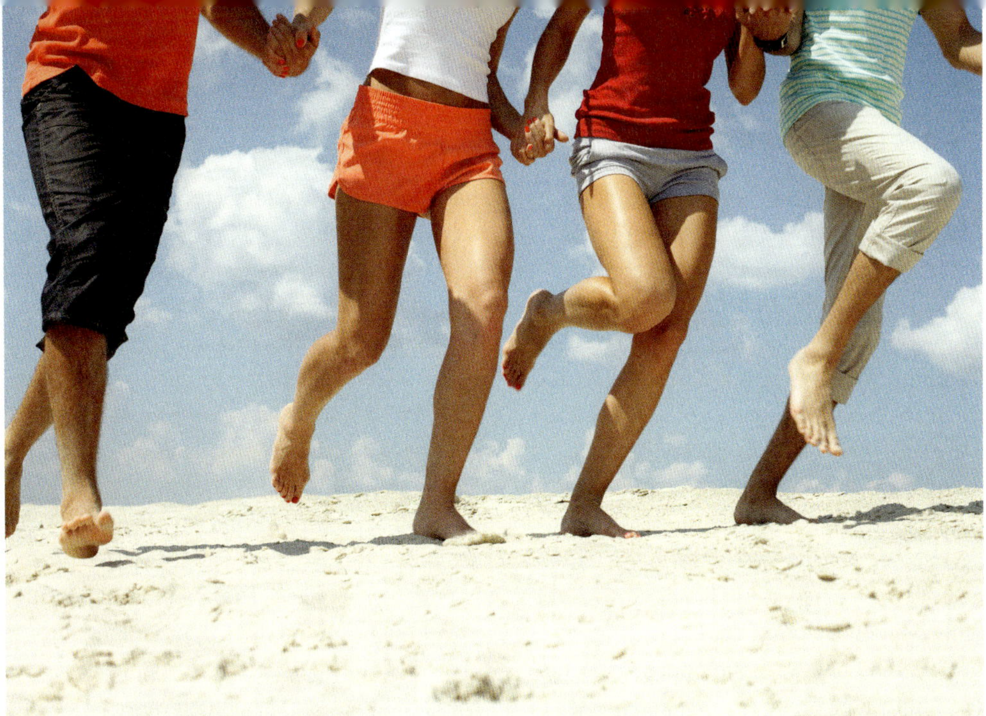

WIE ENTSTEHEN KNIESCHMERZEN?

Die Zahl der künstlichen Kniegelenke steigt in Deutschland seit Jahren an.[6, 7] Obwohl ein solcher Eingriff lang anhaltende Knieschmerzen endgültig beheben soll, hören wir von unseren Patienten häufig, dass ihre Beschwerden irgendwann zurückkehrten oder Wechseloperationen für neue Probleme sorgen.[8] Unsere Erfahrung sowie immer mehr medizinische Studien zeigen, dass oft einfache Übungen und eine effektive Behandlung ausreichen können, um Beschwerden im Knie zu beheben – selbst wenn Sie schon eine Operation oder Therapie hinter sich haben oder Arthrose diagnostiziert wurde.[9, 10, 11]
Wir von *Liebscher & Bracht* haben eine Therapie entwickelt, die Sie schnell und dauerhaft von Ihren Knieschmerzen befreien kann – ohne Operationen oder Medikamente.

DER STAND DER DINGE

In Deutschland leiden rund 17 Prozent der Frauen und 15 Prozent der Männer unter Knieschmerzen.[12] Lange Zeit verschrieben Ärzte dagegen vor allem Schmerzmittel und Therapiemaßnahmen, die rückblickend nur begrenzte Wirkung zeigten. Beispielsweise gehörten Gelenkspiegelungen (Arthroskopien) zu den häufigsten Eingriffen bei Knieschmerzen, obwohl neuere Studien zeigten, dass diese Maßnahmen bei Arthrose allein kaum einen Nutzen bringen.[13, 14] Die Annahme, die Schmerzen im Knie gingen vom verschleißenden Gelenkknorpel aus, wurde lange Zeit vehement vertreten, auch wenn sich die Arthrose im Stadium 1 bis 3 befindet, also wenn der Knorpel nur wenig zerstört wurde und noch nicht Knochen auf Knochen reibt. Der Knorpel hat nämlich keine Schmerzrezeptoren und kann daher auch nicht Ausgangspunkt der Schmerzen sein. Die Erklärung, dass die Schmerzen durch die bei der Arthrose auftretenden Entzündungsprozesse verursacht würden, entspricht ebenfalls nicht unseren Erfahrungen, da wir mit unserer Therapie die Schmerzen trotz anhaltender Entzündungszeichen senken können.

Somit können Sie als Patient schnell erkennen, ob unsere Behandlung anschlägt. Was natürlich nicht bedeutet, dass die Therapie bereits beendet wäre. Für langfristige Besserung ist die regelmäßige Anwendung der Liebscher & Bracht Übungen® entscheidend. Überraschenderweise gelingt es uns auch häufig, die Schmerzen zu reduzieren, wenn schon eine Arthrose 4. Grades vorliegt, wenn also die Knochen Kontakt miteinander haben. Das ist schwierig zu begründen, denn in den Oberflächen der Knochen gibt es Schmerzrezeptoren. Das müssen Studien klären. Aber aufgrund der wirksamen Schmerzreduzierung wenden wir unsere Methode auch in diesen Fällen an.

Kniegelenkprothesen werden oft viel zu schnell eingesetzt, während Erfolg versprechende konservative Therapien nicht beim Patienten ankommen.[15] Nach der Einschätzung des international angesehenen Kniespezialisten Prof. Dr. med. Hans Pässler sind rund drei von vier empfohlenen Knieoperationen unnötig.[16] Studien zeigen, dass viele Patienten mit Kniegelenkprothesen auch nach dem Eingriff noch Knieschmerzen haben.[17]

Nach unserer Erfahrung ist dies wenig überraschend, denn Ursachen der Schmerzen sind für uns meist unnachgiebige Muskeln und Faszien, die zu starke Spannungen aufbauen. Und diese können auch nach der OP noch vorhanden sein. Wenn die Narkose zur Spannungsminderung der Muskulatur geführt hat, weil im Narkosemittel auch Relaxantien (Entspannungsmittel) enthalten sind, oder wenn beim Eingriff Muskeln oder Faszien durchtrennt wurden, deren Spannung zu hoch war, können die Schmerzen auch verschwinden – nach unserer Erfahrung jedoch nicht allein durch den Einsatz der Knieprothese.

UNSERE SICHT AUF DIE SCHMERZENTSTEHUNG

Knieschmerzen werden häufig auf dauerhafte Fehlbelastungen, Übergewicht, altersbedingten Knorpelverschleiß im Kniegelenk oder intensive sportliche Betätigungen zurückgeführt. Vielen erscheint das logisch, da sie die Knieschmerzen zum Beispiel kurz nach einer sportlichen Belastung haben. Nach unserem Modell hat das aber nichts mit dem Sport an sich zu tun! Vielmehr sorgen unnachgiebige Muskeln und Faszien und ihre durch den Sport noch einmal erhöhte Anspannung dafür, dass der Knorpel in bestimmten Bereichen der Kniegelenke stärker zusammengepresst wird und durch den einseitigen Druck verschleißen kann. Das Gehirn sendet deshalb einen alarmierenden Schmerz, um die weitere Schädigung des Knorpels und des Kniegelenks zu verhindern: Er fordert uns auf, nicht so weiterzumachen wie bisher, weshalb wir von »Alarmschmerzen« sprechen.

Der Körper schlägt wegen übermäßiger Spannung Alarm

Unsere Theorie lautet: Rezeptoren im Bereich des Kniegelenks, in der Knochenhaut, den Muskeln, den Sehnen, den Faszien und der Kapsel registrieren die Bedrohung durch diese übermäßige Spannung für den Knorpel, die Menisken und die sonstigen Strukturen des Gelenks. Die Rezeptoren leiten die Informationen über das Nervensystem an das Gehirn weiter. Wir glauben, der Schmerz entsteht, wenn die Auswertung der Informationen ergibt, dass er zum Schutz des Körpers notwendig ist: Das Gehirn sendet, um das Kniegelenk vor drohendem Verschleiß zu schützen, Alarmschmerzen in die Regionen, die von dem Verschleiß bedroht sind.
Folglich können die Knieschmerzen und der Gelenkverschleiß nachlassen, wenn Sie die überhöhten muskulär-faszialen Spannungen normalisieren – unabhängig davon, ob Sie eine Knieprothese haben oder nicht. Diese Schlussfolgerung wird von unseren Erfahrungen in der Praxis und unserer Pilotstudie zu Knieschmerzen bestätigt.[18]
Unsere Schmerztherapie mit den Liebscher & Bracht Übungen®, unterstützt durch die Osteopressur und die Faszien-Rollmassage, ist daher speziell darauf ausgerichtet, diese Überspannungen abzubauen und Ihnen auf Dauer ein schmerzfreies Leben zu ermöglichen. Im Praxisteil erfahren Sie, wie die Selbstbehandlung funktioniert und wie Sie Ihre Knieschmerzen dauerhaft loswerden.

> Wenn Sie sich momentan sehr unbeweglich fühlen oder es aus Angst vor Schmerzen lieber vermeiden, Ihre Knie zu belasten, gewinnen Sie beim Betrachten der Fotos im Buch vielleicht den Eindruck, dass Sie die Übungen gar nicht machen können. Dann lesen Sie bitte unbedingt, was wir auf Seite 51/52 dazu sagen!

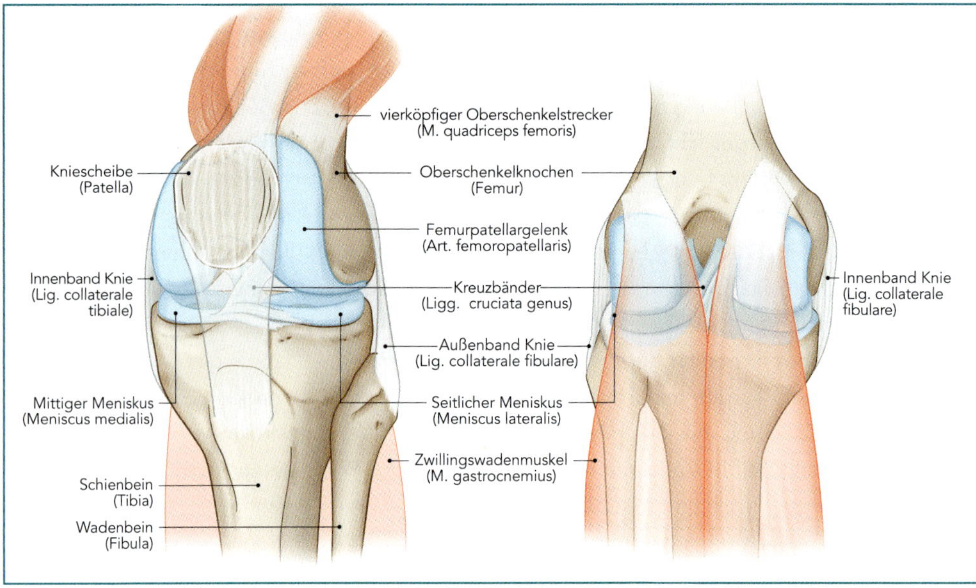

Betrachtet man das Knie von vorn (links) und hinten (rechts), wird klar, wie wichtig eine flexible Muskulatur ist.

KOMPLEX UND GENIAL: DIE KNIEGELENKE

Das Kniegelenk ist die gelenkige Verbindung zwischen Oberschenkelknochen, Schienbein und Kniescheibe. Es garantiert einen festen Stand, erlaubt Drehungen und federt Bewegungen ab. Um all das leisten zu können, ist ein komplexes Konstrukt mit vielen verschiedenen Einzelteilen notwendig.

Knorpel: Die Enden des Ober- und Unterschenkelknochens sind mit einer 3 bis 5 Millimeter dicken Pufferschicht aus hyalinem (= transparentem) Knorpel überzogen. In Verbindung mit der Gelenkflüssigkeit gestattet dies reibungsfreie Bewegungen.

Meniskus: Zwischen den Ober- und Unterschenkelknochen liegen als Puffer der Innenmeniskus auf der Innenseite und der Außenmeniskus auf der Außenseite. Die Menisken bestehen aus Faserknorpel. Zu den Aufgaben der Menisken gehört – neben der Dämpferfunktion – eine bessere Druckverteilung zwischen Ober- und Unterschenkelknochen, indem sie die Kontaktflächen vergrößern.

Bänder (Kreuzband, Seitenband): Das Kniegelenk wird durch vier komplexe Bandstrukturen gesichert. Hierzu zählen die zwei Seitenbänder sowie das vordere und das hintere Kreuzband. Die Seitenbänder (Innen- bzw. Außenband) dienen der Stabilisierung des

Kniegelenks zur Seite hin. Ihren Namen entsprechend verlaufen das Innenband auf der Innen- und das Außenband auf der Außenseite des Kniegelenks. Die Kreuzbänder verlaufen im Inneren des Kniegelenks und stabilisieren den Unterschenkel gegenüber dem Oberschenkel nach vorn beziehungsweise hinten sowie bei Rotationsbewegungen.
Muskeln und Sehnen: Sie sind Voraussetzung für die aktive Bewegung des Knies. Die Muskeln enden in Sehnen und sind über sie mit den Knochen verbunden. Bei Anspannung verkürzen sich die Muskeln, die Knochen werden in Richtung der Anspannung bewegt. Gleichzeitig sichert der Muskelzug das Gelenk in seiner Position.
Kniescheibe (Patella): Sie ist der knöcherne Bestandteil der Kniescheibensehne (Patellasehne), die den großen Oberschenkelmuskel (Musculus quadriceps femoris) mit dem Schienbein verbindet. Bei jeder Bewegung »gleitet« sie über das Gelenk. Sie hat auf der Rückseite einen dicken Belag aus Knorpel.
Gelenkkapsel, -schleimhaut und -flüssigkeit: Wie jedes Gelenk wird auch das Kniegelenk von einer kräftigen Gelenkkapsel umgeben. Sie ist innen mit Schleimhaut ausgekleidet. Diese produziert Gelenkflüssigkeit, die den Knorpel ernährt und das Gelenk schmiert.
Schleimbeutel: Das Kniegelenk ist von zahlreichen Schleimbeuteln umgeben. Sie dienen als Puffer und Schutzschicht, damit die verschiedenen Gelenkanteile verschleißfrei übereinandergleiten können.

WARUM WERDEN UNSERE MUSKELN UND FASZIEN IMMER UNNACHGIEBIGER?

Der Mensch besitzt 656 Muskeln, die von Faszien (siehe Seite 18) durchdrungen sind. Jedes Mal, wenn ein Gelenk gestreckt oder gebeugt wird, ziehen sich Muskelpartien und die umliegenden Faszien zusammen, während die anderen, die entgegengesetzt wirken, nachgeben und sich dehnen.[19]
Werden die möglichen Gelenkwinkel nicht regelmäßig genutzt, indem wir die Knie vollständig beugen und strecken, können die beteiligten Muskeln und Faszien ihre Flexibilität verlieren, sich verspannen und verhärten.[20, 21, 22] Die nutzbaren Gelenkwinkel werden kleiner und Bewegungseinschränkungen nehmen zu.

So funktioniert das Beugen und Strecken

Vor allem drei Muskeln sind fürs Kniebeugen und -strecken wichtig: der vordere und hintere Oberschenkel- und der Wadenmuskel.
Der **vordere Oberschenkelmuskel** (Musculus quadriceps femoris) ist der Kniestrecker und besteht aus vier Muskelköpfen, die bis über das Kniegelenk reichen und es bei Bedarf

> Die ausgeklügelte Struktur des Kniegelenks ist bewundernswert und will vollständig genutzt werden, um Schmerzen und Schäden am Knie vorzubeugen und zu vermeiden.

FASZIEN

Faszien sind das alles durchdringende und alles umschließende, stabilisierende dreidimensionale Netzwerk, das in unserem Körper jede unserer etwa 90 Billionen Zellen miteinander verbindet. Deswegen gibt es eigentlich auch nur eine Faszie – sie ist nirgendwo unterbrochen. Alles wird durch sie an seinem Platz gehalten, jede Zelle, jedes Organ, jeder Muskel. Die Faszie ist gewissermaßen der elastische Teil des Bindegewebes. Dieses alles durchdringende Geflecht baut sich ständig um. Und der »Bauplan« wird durch Bewegung vorgegeben.

Unsere Muskeln sind ebenfalls durchdrungen von Faszienfäden. Wenn Sie Fleisch essen, erkennen Sie diese als weiße Bestandteile, die zäh zu kauen sind. Je nach Belastung und Längenveränderung der Muskulatur werden die Faszienfäden zusammengeführt und verstärkt, getrennt und neu verzweigt. Wenn bestimmte Längen nicht genutzt werden, verfilzen die Faszien mit der Zeit regelrecht.[23, 24] Das Wichtigste daran: Ebenso wie die Muskeln reagieren die Faszien auf Training, auf Bewegung – unser ganzes Leben lang.

strecken. Wenn Sie sich aufrecht hinstellen und ein Bein so weit nach hinten anwinkeln, dass Ihre Ferse möglichst das Gesäß berührt, wird dieser Muskel umso weiter gedehnt, je mehr sich das Knie beugt. Ist das Knie gestreckt, ist der Quadrizeps in seiner kürzesten Position.

Die **hinteren Oberschenkelmuskeln** (ischiocrurale Muskulatur) wirken als Kniebeuger. Sie werden gedehnt, wenn Sie bei gestreckten Beinen versuchen, Ihre Zehen mit den Fingern zu erreichen. Wenn Sie die Knie anwinkeln und Ihre Fersen das Gesäß berühren, sind die Beinbeuger in ihrer kürzesten Position.

Der **Zwillingswadenmuskel** (Musculus gastrocnemius) formt die Wade, verläuft ebenfalls bis über das Kniegelenk und ist auch für das Beugen zuständig. Wenn Sie stehen und sich nach vorn lehnen, wird er gedehnt, und wenn Sie sitzen, ist er verkürzt.

Durch häufiges Sitzen, Stehen oder Gehen werden bestimmte Gelenkwinkel sehr häufig, andere selten eingenommen. Durch dieses »Training« verkürzen sich die betroffenen Muskeln immer mehr. Die Anspannung steigt, die Faszien verfilzen. So wird die Muskel-Faszien-Einheit immer unnachgiebiger.

Gelenkwinkel nicht zu nutzen, macht Muskeln und Faszien unflexibel

Die Bewegung der Kniegelenke ist durch unseren heutigen Alltag stark eingeschränkt und durch wenig genutzte Gelenkwinkel viel zu unausgeglichen. In Deutschland sitzen die Menschen durchschnittlich 8,5 Stunden am Tag.[25] Wer dann auch noch in Seitenlage mit angewinkelten Beinen schläft, behält auch

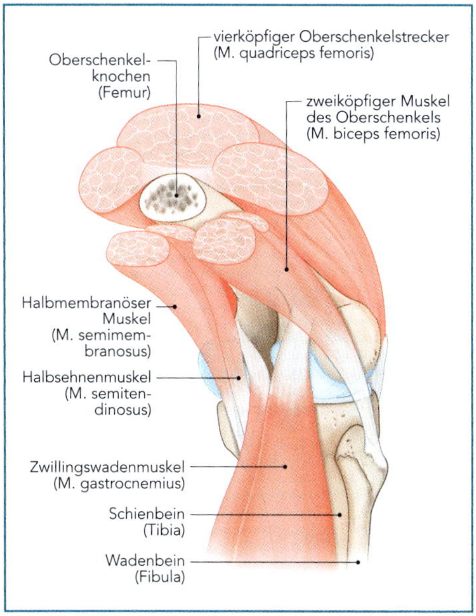

Es ist gut zu erkennen, wie frei beweglich das Kniegelenk ist, nur gehalten durch Muskeln und Bänder.

nachts einen ähnlichen Winkel im Knie bei. Außerdem laufen wir fast ausschließlich mit nur gering gebeugten beziehungsweise fast gestreckten Beinen.

Gerade ältere Menschen nutzen die tiefen Kniewinkel erfahrungsgemäß immer weniger. Teilweise wird ihnen ausdrücklich davon abgeraten, um Überlastungen zu vermeiden. Die Folge gemäß unserem Modell: Die Kniegelenke der meisten Menschen werden durch die Spannung der unnachgiebigen Oberschenkelmuskeln und der ebenfalls unnachgiebigen Wadenmuskeln derart zusammengepresst, dass der Meniskus auf Dauer Schaden nehmen, der Knorpel sich nicht mehr richtig ernähren und Arthrose entstehen kann. Davor warnt uns der Körper mit Schmerzen. Aber bis es dazu kommt, haben die Spannungen schon jahre-, meist sogar jahrzehntelang Tag für Tag unmerklich zugenommen.

Das Knie »verhungert«, wenn es nicht ausreichend bewegt wird

Da wir das ganze Spektrum unserer Kniewinkel im Alltag viel zu wenig nutzen – indem wir beispielsweise nicht mehr tief in die Hocke gehen –, können der Knorpel und auch die Menisken nicht ausreichend mit den notwendigen Nährstoffen versorgt werden. Andere Gewebe versorgt das Blut, doch der Knorpel wird beim Erwachsenen nicht durchblutet und der Meniskus nur im kapselnahen Randbereich. Beide sind daher auf Diffusionsvorgänge aus der Gelenkschmiere angewiesen: Druck befördert die Abfallstoffe hinaus, bei Entlastung können sich Knorpel und Menisken mit Nährstoffen vollsaugen. Wenn wir unsere Knie wenig bewegen und die möglichen Beugungswinkel kaum nutzen, können diese Be- und Entlastungsvorgänge oft nur noch ungenügend ablaufen. Der Knorpel und die Menisken hungern, werden schwächer und bauen ab.

Knorpel und Menisken befinden sich bei den vielen Menschen nach unserer Erfahrung in einer doppelten Falle: Die zu großen Kräfte führen zu mechanischem Verschleiß. Die stark eingeschränkte oder fehlende Be- und Entlastung lassen sie immer anfälliger und schwächer werden. Beides zusammen lässt Knorpel und Menisken zunehmend degenerieren, bis sie schließlich zerstört sind.

Simultan heißt nicht kausal

Diese ganzen Degenerationsprozesse finden gleichzeitig mit den vom Gehirn erzeugten Alarmschmerzen statt, sind aber oft nicht voneinander abhängig – sie geschehen also simultan, haben aber keinen kausalen Zusammenhang, davon sind wir überzeugt. Unserer Erfahrung nach kann es folglich zu Knieschmerzen kommen, ohne dass Arthrose, Meniskuseinrisse oder sonstige Schäden an der Gelenkstruktur vorliegen. Umgekehrt können solche Schäden vorliegen, ohne dass groß Schmerzen spürbar sind.[26] Oft allerdings liegen Schmerzen und Schädigungen gleichzeitig vor, wodurch es zu der Annahme kam, dass beides stets voneinander abhängig sei.

EIN EINFACHER TEST ZEIGT IHNEN, WO SIE STEHEN

- Gehen Sie in den Kniestand und setzen Sie sich auf Ihre Fersen.
- Wenn Sie diese Position nicht entspannt für mindestens 2 Minuten aushalten können oder wenn Sie sich gar nicht setzen können, ist das nach unserer Überzeugung schon alarmierend. Sie sollten dann unbedingt gezielte Dehnübungen machen.
- Sie können sich gar nicht hinknien? Das kann ein Anzeichen dafür sein, dass bestimmte Rezeptoren in der Schienbeinrauigkeit – das ist eine Stelle unterhalb der Kniescheibe – wegen zu großer Spannungen im vorderen Oberschenkelmuskel empfindlich sind. Dann ist es Zeit für unsere Übungen!

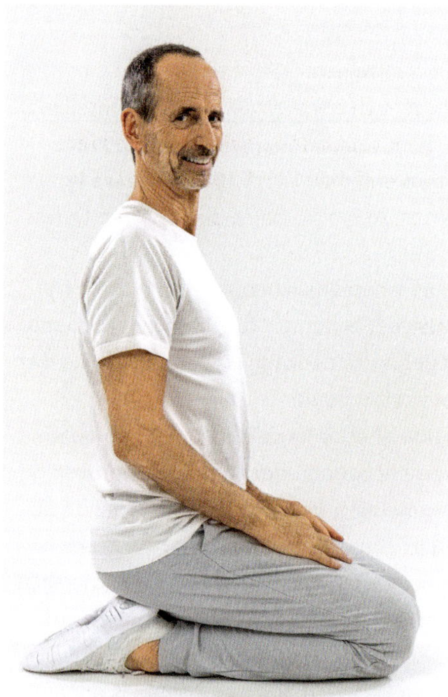

Der Test: Schaffen Sie den Fersensitz nicht für 2 Minuten, brauchen Ihre Knie mehr Dehnung.

Mehr über Körperhaltung und Biomechanik

Die Körperhaltungen, die wir heute vorwiegend einnehmen, sind Stehen, Laufen sowie Sitzen auf Stühlen oder Polstermöbeln. Beginnen wir mit dem Stehen.

Im **Stehen** befinden sich drei der vier Anteile des vorderen Oberschenkelmuskels, der das Knie streckt, in der kürzesten Position. Der vierte hat eine mittlere Länge. Die dauerhafte Haltung der Muskulatur in der gleichbleibenden Position geht mit einer höheren Muskelspannung einher.[27, 28] Umgangssprachlich sagt man, die Muskulatur »verkürzt«. Sitzt man mit ausgestreckten Beinen auf einem Stuhl, ist auch der vierte Muskulaturanteil in einer stark verkürzten Position. Noch kürzer wird er, wenn man sich in der Hüfte weiter vorbeugt, weil man beispielsweise am tiefen Couchtisch essen möchte.

Die Hauptproblematik beim **Sitzen** mit angewinkelten Beinen entsteht an der Rückseite der Kniegelenke. Der Zwillingswadenmuskel, der die Wade formt, ist durch den rechten Winkel im Knie ebenfalls in einer stark verkürzten Position. Ebenso die Beugemuskulatur an der Rückseite des Oberschenkels. Im Sitzen ist der Oberschenkelstrecker durch die Beugung des Knies zwar etwas gedehnt, vor allem in den drei Anteilen, die nur über das Knie ziehen. Das Problem ist aber, dass dieser Muskel im Sitzen nicht arbeiten muss. Er ist, ohne groß angesteuert werden zu müssen, passiv in der kurzen Position.

> Das Bewegungssystem unseres Körpers bietet uns die Möglichkeit, 100 Prozent unserer Gelenkwinkel zu bewegen – doch wir nutzen davon nur erschreckende 10 Prozent!

Beim **Gehen** oder **Laufen** werden immer wieder der Kniestrecker und nachrangig auch der Zwillingswadenmuskel in ihren verkürzten Positionen belastet. Zusätzlich spannt sich der Oberschenkelbindenspanner, der Muskel seitlich an der Hüfte, bei jedem Schritt an. Dadurch wird eine Sehne an der Außenseite des Oberschenkels (Tractus iliotibialis) immer fester und verspannter und die seitliche Faszie, eine massive Bindegewebsplatte, kann verfilzen – wenn ein gezielter Ausgleich fehlt.
Bei allen drei »Haupttätigkeiten« der Beine und damit des Knies fallen seitliche Bewegungen der Beine nach innen oder außen so gut wie weg. Das bedeutet, dass die Muskeln und Faszien, die an der Innenseite und der Außenseite der Oberschenkel bis über das Knie hinunter an den Unterschenkel verlaufen, immer in einer mehr oder weniger gleichbleibenden Länge sind und dadurch immer fester und unnachgiebiger werden können. Bei Fußballern ist das Problem besonders ausgeprägt, denn sie ziehen ihre Beine beim Führen oder Schießen des Balles nicht nur nach innen, sondern überkreuzen sie, wodurch die Muskeln an der Innenseite der Oberschenkel verkürzen.

KNIESCHMERZEN DURCH ARTHROSE?

Aus unserer Sicht ist das oft nicht der Fall. Vor allem bei älteren Patienten wird häufig Arthrose als Schmerzursache diagnostiziert. Kniegelenksarthrose (Gonarthrose), also ein übermäßiger Gelenkverschleiß im Knie, sowie die parallel dazu auftretenden Knieschmerzen lassen sich Studien zufolge bei etwa 10 Prozent aller Personen über 55 Jahren feststellen. 25 Prozent der Über-55-Jährigen leiden mindestens einmal im Jahr unter starken Knieschmerzen.[29]

Nach allgemeiner Lehrmeinung versteht man unter Kniegelenksarthrose einen starken Verschleiß des Knorpels und der Menisken im Gelenk mit daraus resultierenden Knochenveränderungen. Als Ursachen gelten langfristige starke Belastung der Kniegelenke, Knochenerkrankungen wie Osteoporose,

> **»DIE ARTHROSE-LÜGE«**
>
> Warum Arthrose nicht immer ein genetisches Schicksal ist und wie Sie den Verschleiß und die Schmerzen im Gelenk ohne Operation oder Medikamente stoppen können, erfahren Sie in unserem Buch »Die Arthrose-Lüge«. Auch die Übungen im folgenden Praxiskapitel können Ihnen helfen, Spannungen am Knie zu senken und wieder mehr Freiraum im Gelenk zu schaffen.

Verletzungen wie Meniskusschäden, Gelenkentzündungen wie Arthritis oder eine Fehlstellung der Kniegelenke. Der Gelenkverschleiß kann teils ohne Symptome verlaufen, ehe sich Knieschmerzen, Geräusche bei Bewegungen der Kniegelenke und andere Beschwerden zeigen.[30]

Der Verschleiß ist nicht die Schmerzquelle

Wenn die Diagnose bei Ihnen »Gonarthrose« – also Kniearthrose – lautet, wird dies oftmals auf altersbedingte Veränderungen oder genetische Faktoren allein zurückgeführt. Der Befund ist, dass Ihr Knorpel oder sogar das Kniegelenk zu verschleißen drohen. Daher liegt die Vermutung nahe, dass der Knorpelverschleiß zugleich die Ursache der Knieschmerzen sei. Allerdings befinden sich im Knorpel keine Schmerzrezeptoren. Und wie wir weiter vorn beschrieben haben: Auch wenn bei Ihnen Knochen auf Knochen stößt, muss dies nicht die Ursache der Knieschmerzen sein, obwohl lange eine kausale Verknüpfung zwischen den simultan auftretenden Strukturschädigungen und Schmerzen gezogen wurde.

Der Verschleiß entsteht nach unserer Theorie häufig auch durch verspannte Muskeln und Faszien, die den Knorpel im Kniegelenk zu stark zusammenpressen, sowie durch die Unterernährung aufgrund der fehlenden Nutzung von Gelenkwinkeln. Das Gehirn projiziert daher einen Alarmschmerz in diese

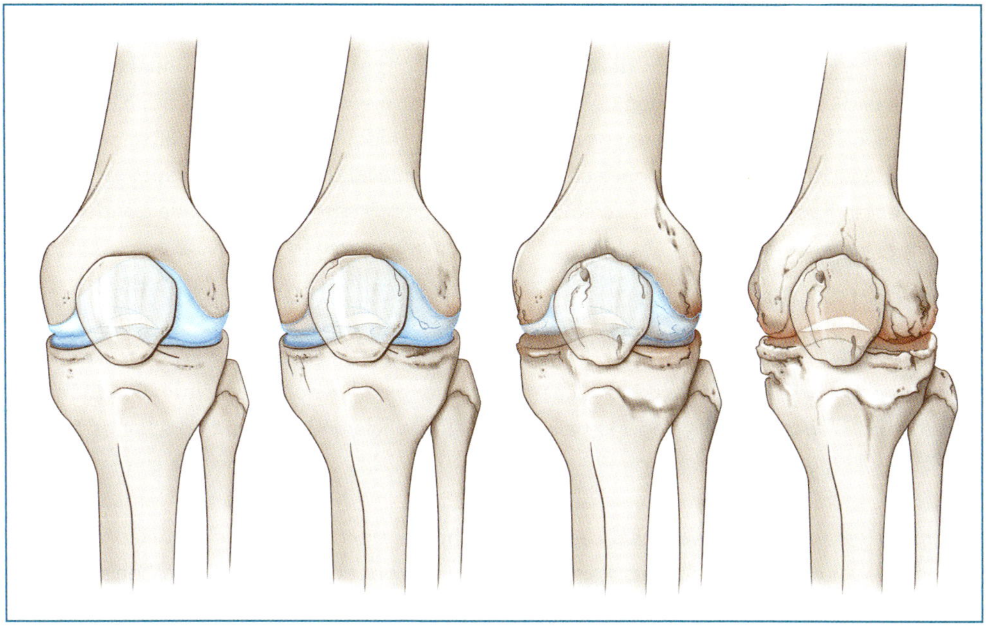

Die vier Stadien der Arthrose im Kniegelenk: Der Knorpel schwindet, doch das ist nicht immer die Ursache der Schmerzen.

Körpergegend, um die drohende Schädigung zu verhindern oder die schon eingeleitete zu stoppen. Wenn Sie sich allein wegen der Schmerzen eine Kniegelenkprothese einsetzen oder Schmerzmittel verschreiben lassen, bleibt Verschleiß leider auch danach ein Thema, solange die Spannung Ihrer Muskulatur und Faszien nicht dauerhaft normalisiert wird.

Auch Knieprothesen erzeugen Abrieb

Wenn Ihnen schon eine Knieprothese eingesetzt wurde, sollten Sie für zunehmende Entspannung und Flexibilisierung Ihrer Muskeln und Faszien sorgen. Denn wenn sich im Alltag nach der Knieoperation die zu großen Spannungen wieder aufbauen, können sich die Verschleißprozesse, die vorher Ihr echtes Knie zerstört haben, ebenfalls wieder einstellen. Nur erzeugen sie diesmal Abrieb in Ihrer Prothese. Und egal ob diese aus Metall, Keramik und/oder Kunststoff besteht, der entstehende Materialabrieb kann schließlich von dort aus in den ganzen Körper gelangen (siehe Seite 36).

Damit Ihre Prothese sich möglichst nicht lockert, lange hält, Ihr Körper sich nicht mit dem Abrieb auseinandersetzen muss und Sie langfristig schmerzfrei bleiben können, empfehlen wir Ihnen, die hier im Buch gezeigten Übungen und Selbstbehandlungen bei operierten Knien ebenso durchzuführen wie bei unoperierten. Unserer Erfahrung nach stellen sich in beiden Fällen ähnliche Erfolge ein.

VERSCHIEDENE KNIESCHMERZ-KATEGORIEN

Knieschmerzen werden nach herkömmlicher Auffassung in verschiedene Kategorien eingeteilt. Abhängig davon, wo Sie die Beschwerden spüren, kann der Schmerz dann von der Kniescheibe, der Innenseite, der Kniekehle oder der Außenseite des Knies ausgehen. Wir fassen Ihnen hier die konventionelle Auffassung in den wichtigsten Punkten zusammen.

Wir von *Liebscher & Bracht* teilen die Auffassung, was die Ursache für die Schmerzen in den verschiedenen Knieregionen ist, jedoch nur bedingt: Wenn kein Unfall, keine ausschließlich von außen herbeigeführte schwere Verletzung oder entsprechende Erkrankung vorliegt, dann sind die Knieschmerzen in vielen Fällen auf muskulär-fasziale Fehlspannungen zurückzuführen.

Der Test, ob das wahrscheinlich zutrifft, kann leicht mithilfe der Osteopressur durchgeführt werden. Sie können sich von einem zertifizierten Therapeuten behandeln lassen, der die entscheidenden Druckpunkte genau kennt, aber auch eine Selbstbehandlung ist möglich, wenn Sie unsere Anweisungen genau beachten. Ob der Schmerz außen, innen, vorn zentral über die Vorderseite ziehend, hinter der Kniescheibe, im Kniegelenk selbst oder in der Kniekehle zu spüren ist, wird zu einer nachrangigen Frage, wenn das Knie ganzheitlich behandelt wird. So gehen Sie automatisch gegen die verschiedenen Schmerzorte am Knie vor.

Da sich die Ursache der Knieschmerzen häufig vor allem in den überhöhten Spannungen der Muskeln und Faszien findet, ist es zunächst nicht entscheidend, welche Schädigungen im Knie vorliegen, wie oft vorher schon operiert wurde, ob Menisken entfernt wurden oder ob der Schmerz chronisch ist. Indem Sie die muskulär-faszialen Spannungen im Gewebe senken, können Sie Ihre Beschwerden in den meisten Fällen positiv beeinflussen und die Knieschmerzen effektiv behandeln.

Vorderer Knieschmerz oder Schmerz an der Kniescheibe

Schmerzen an der Vorderseite des Knies können oft bis in die Oberschenkel und Unterschenkel ausstrahlen. Nach herkömmlicher Auffassung wird diese Form des Knieschmerzes häufig von der Kniescheibe (Patella) verursacht, deren Bewegung im Kniegelenk durch Verschiebungen, Fehlstellungen und Verformungen eingeschränkt ist. Oft treten die Knieschmerzen nach dieser Auffassung durch unausgewogenes Muskel- und Kraft-

training oder durch Arthrose hinter der Kniescheibe (Retropatellar-Arthrose) auf.
Generell könnten Gelenkschmerzen im Knie auch ein Symptom für eine Rheumaerkrankung sein. Das sogenannte Springerknie wird ebenfalls häufig als Grund für Knieschmerzen an der Vorderseite genannt. Besonders bei Sportlern, die häufig Sprungbewegungen machen oder rasche Richtungswechsel und abruptes Abbremsen ausführen (Basketballer sind zum Beispiel oft betroffen), ist diese Auffassung verbreitet. Durch Überlastung der Kniescheibensehne kommt es nach herkömmlicher Auffassung am Unterrand der Kniescheibe zu Verletzungen der Sehne (Tendinopathie), was entsprechende Schmerzen nach sich ziehen soll.
Unsere Erfahrung zeigt, dass Schmerzen vorn am Knie auch durch zu hohe Spannungen der zwei mittig verlaufenden Anteile des Quadrizeps (Musculus quadriceps femoris, Seite 17) ausgelöst werden. Die herkömmlich vermuteten strukturellen Ursachen sind nach *Liebscher & Bracht* zum Teil Symptome der Fehlspannungen.

Knieschmerzen an der Innenseite (mediale Knieschmerzen)

Der Schmerz an der Innenseite des Knies betrifft häufig den inneren Kniegelenkspalt und kann bis in die Innenseite der Oberschenkel und Unterschenkel ausstrahlen. Der Schmerz an der Knieinnenseite entsteht nach herkömmlicher Auffassung vor allem durch Fehlstellungen der Füße sowie abgenutzte und schlechte Schuhe. Ursächlich können nach dieser Ansicht aber auch Verletzungen und Schäden am Meniskus, O-Beine, Entzündungen eines Schleimbeutels, Sehnenschäden oder Erkrankungen wie Morbus Ahlbäck sein. Durch falsche Bewegungen beim Sport und Fehlbelastungen kann es demnach zur Verletzung des Innenmeniskus kommen, was starke Schmerzen an der Innenseite und Bewegungseinschränkungen des Knies nach sich zieht.
Unsere Erfahrung zeigt, dass Schmerzen an der Knieinnenseite auch durch zu hohe Spannungen des innen verlaufenden Anteils des Quadrizeps und des sogenannten Schneidermuskels, der ebenfalls nach innen zieht, ausgelöst werden. Die herkömmlich vermuteten, oben aufgeführten strukturellen Ursachen sind nach *Liebscher & Bracht* zum Teil Symptome der Fehlspannungen.

Knieschmerzen an der Außenseite (laterale Knieschmerzen)

Auch bei Schmerzen an der Außenseite des Knies werden abgenutzte Schuhe und Fehlstellungen als häufiger Grund für die Beschwerden genannt. Jedoch sollen bei diesen Knieschmerzen auch Fehlstellungen des Kniegelenks (O- oder X-Beine) überprüft werden. Weiterhin könnten Verletzungen am Außenband oder Meniskus, dauerhaft schwere Belastungen sowie der Verschleiß des äußeren Kniegelenkspalts die Ursachen sein

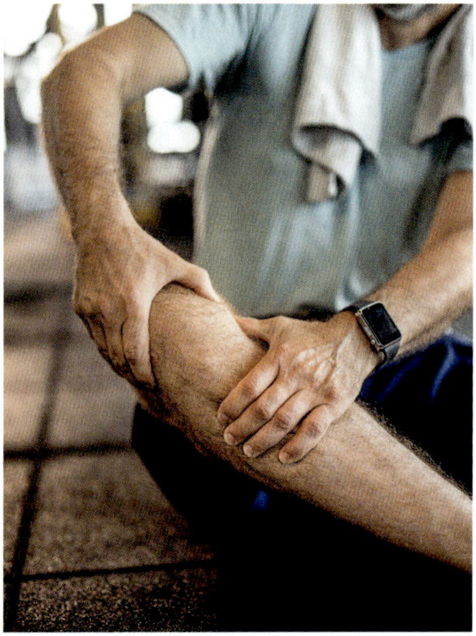

Wo auch immer Ihr Knie wehtut: Häufig entstehen die Beschwerden durch zu hohe Muskelspannungen.

und sollten durch erweiterte Untersuchungen abgeklärt werden.

Ein häufiger Grund für Schmerzen an der Außenseite des Kniegelenks soll vor allem bei sportlich aktiven Menschen das sogenannte Läuferknie sein. Bedingt durch eine wenig ausgeprägte Rumpf- und Gesäßmuskulatur, kann nach dieser Ansicht die Sehnenplatte am Knie beim Laufen überbeansprucht werden. Auch O-Beine können demnach im Zusammenhang mit regelmäßiger Belastung zu einem Läuferknie führen. Nach herkömmlicher Meinung entstehen die Schmerzen an der Außenseite dadurch, dass die Sehnenplatte am äußeren Knochenvorsprung des Oberschenkelknochens über das Kniegelenk reibt. Bei Sportlern können – nach dieser Meinung – die wiederholte Kniebeugung und das anschließende Strecken des Kniegelenks zu Reizzuständen führen, was die symptomatischen Läuferknieschmerzen und -beschwerden verursacht.

Unsere Erfahrung zeigt, dass Schmerzen an der Außenseite des Knies auch durch zu hohe Spannungen des äußeren Anteils des Quadrizeps und des Oberschenkelbindenspanners ausgelöst werden. Die herkömmlich vermuteten strukturellen Ursachen sind nach *Liebscher & Bracht* zum Teil Symptome der zu hohen Spannungen.

Schmerzen in der Kniekehle

Nach herkömmlicher Ansicht kann eine Überlastung der Kniekehlenmuskeln oder der hinteren Oberschenkelmuskulatur durch zu intensives oder fehlerhaftes Training die Ursache für Schmerzen in der Kniekehle sein. Demnach liegt meist eine Reizung oder Entzündung der Sehnen dieser Muskeln vor, die sich durch die entsprechenden Schmerzsymptome an der Außenseite oder Innenseite der Kniekehle bemerkbar macht. Außerdem können die Sehnen eventuell von einer Verdickung oder Überbeanspruchung betroffen sein. Bewegungen wie das Anwinkeln des Knies rufen in so einem Fall meist besonders unangenehme Knieschmerzen hervor, die bis in den Oberschenkel ausstrahlen können.

Knieschmerzen, die vor allem im Bereich der Kniekehle auftreten, können nach konventioneller Auffassung aber auch ein Hinweis auf eine Verletzung sein – beispielsweise eine Läsion am Hinterhorn des Meniskus. Bedingt durch einen Unfall oder eine Verdrehung des Kniegelenks, können Verletzungen am Meniskus oder an den Kniebändern und Sehnen entstehen, die sich als Schmerzen in der Kniekehle manifestieren. Besonders im Profisport werden häufig Kreuzbandrisse und Schäden am Meniskus diagnostiziert, wenn nach Unfällen Schmerzen in der Kniekehle auftreten.

Unsere Erfahrung zeigt, dass Schmerzen in der Kniekehle auch durch zu hohe Spannungen des Zwillingswadenmuskels (Musculus gastrocnemius) und des Kniekehlenmuskels (Musculus popliteus) ausgelöst werden. Die herkömmlich vermuteten strukturellen Ursachen sind nach *Liebscher & Bracht* zum Teil Symptome der zu hohen Spannungen.

BAKERZYSTE: SCHMERZEN MIT SCHWELLUNG IN DER KNIEKEHLE

Bei Knieschmerzen und einer gleichzeitigen Schwellung in der Kniekehle handelt es sich oft um eine Bakerzyste, die primär durch eine Reizsymptomatik entsteht: infolge einer Schädigung innerhalb des Kniegelenks (zum Beispiel bei einer Überlastung, chronischen Meniskusschäden, jeder Art von Knorpelschäden oder rheumatoider Arthritis) oder durch Reizzustände im Knie. Dabei kommt es zu einer verstärkten Produktion von Gelenkflüssigkeit, was im Kniegelenk einen erhöhten Innendruck zur Folge hat. Die Gelenkkapsel gibt nach, das umliegende Bindegewebe erschlafft und es bildet sich eine Zyste mit Gelenkflüssigkeit in der Kniekehle. Eine an der Außenseite deutlich spürbare Schwellung und Schmerzen in der Kniekehle sind die typischen Symptome.

Durch die Zyste kann verstärkter Druck auf die Nerven und Gefäße in der Kniekehle entstehen, wodurch sich Beschwerden wie zum Beispiel Taubheitsgefühle und Lähmungen entwickeln. Kleine Bakerzysten verursachen oft keine Schmerzen oder Kniebeschwerden und haben auch keine ausgeprägte Schwellung zur Folge. Reißt die Bakerzyste ein – beispielsweise infolge von ruckartigen Bewegungen, Verletzungen oder übermäßigem Druck –, treten plötzlich Schmerzen in der Kniekehle auf.

Eine konventionelle Behandlung der Bakerzyste beinhaltet neben Übungen zur Dehnung und Kräftigung auch entzündungshemmende Medikamente (Antiphlogistika) und gegebenenfalls auch Kortison. Gehen die Schwellungen und Schmerzen sowie die Bewegungseinschränkungen anschließend nicht zurück, wird meist eine Operation eingeleitet, um die Zyste zu entfernen.

Unsere Erfahrung zeigt, dass eine Operation in vielen Fällen nicht nötig ist. Oft lassen sich die ursächlichen Beschwerden innerhalb des Kniegelenks, die zur Bildung einer Bakerzyste geführt haben, mit unserer Therapie positiv beeinflussen. Dazu senken wir die zu hohen muskulär-faszialen Spannungen rund um das Knie, die zu Überlastungen und Gelenkschäden beitragen. Das kann die Regeneration im Knie fördern, und je besser sich die ursächlichen Schäden im Knie therapieren lassen, desto weniger Gelenkflüssigkeit muss der Körper bilden. Sie dient nämlich vor allem dazu, das Knie zu schützen und Schäden zu versorgen. Halten Sie Ihr Kniegelenk also mit gezielten Dehnübungen gesund, kann sich die Bakerzyste leichter zurückbilden. Für eine optimale Behandlung können Sie sich von unseren zertifizierten Liebscher & Bracht-Therapeuten beraten lassen.

Generell empfehlen wir bei einer Bakerzyste auch, langes Sitzen zu vermeiden und möglichst mit unseren Liebscher & Bracht Übungen® auszugleichen, um die Muskeln und Faszien auf der Rückseite der Knie zu lockern. Dadurch können die Spannungsgefühle in der Kniekehle nachlassen, sodass Sie sich auch wieder leichter bewegen können.

Die Bakerzyste muss also nicht unbedingt operiert werden, denn die Ursache der Schmerzen und Schwellungen lässt sich oft auch gut durch die gezielte Entspannung der Muskeln und Faszien beheben.

Weitere Formen von Knieschmerzen

Vor allem beim Treppensteigen oder beim Abwärtsgehen haben viele Menschen Beschwerden und Knieschmerzen. Beim Treppensteigen sollen oft Patellafehlstellungen, Knieverschleiß und das hintere Kreuzband ein Schmerzverursacher sein. Beim Abwärtsgehen sollen das vordere Kreuzband (ACL-Ruptur) und Kniescheibenprobleme mögliche Ursachen sein. Für uns sind diese strukturellen Schäden jedoch häufig nur zum Teil für die Schmerzen verantwortlich.

Gerade im Profisport kommt es durch ungünstige Bewegungen oder Unfälle immer wieder zu Kniebelastungen und -schädigungen, beispielsweise indem sich das Knie verdreht oder der Meniskus reißt. Dabei kann auch ein Stück des Knorpels aus dem Kniegelenk herausreißen oder sich ablösen. Klarheit soll im Zweifelsfall die erweiterte Untersuchung durch eine Magnetresonanztomografie (MRT) und Röntgen liefern.

Dies alles sind Schädigungen, die natürlich vermieden werden sollten. Wir von *Liebscher & Bracht* glauben: Durch den Aufbau einer muskulär-faszialen Struktur, die nicht nur stark ist, sondern vor allem auch flexibel, könnten sehr viele solcher Schädigungen verhindert werden.

Wenn sie bereits eingetreten sind, lassen sich die Schmerzen in vielen Fällen dadurch beseitigen und das Knie kann sich durch die Normalisierung der Kräfteverhältnisse im Gelenk wieder regenerieren, wenn die Zerstörung nicht zu weit fortgeschritten ist.

Selbst der Knorpel kann sich wieder aufbauen, wenn die Voraussetzungen dafür wiederhergestellt werden. Dazu scheint es am wichtigsten zu sein, den Druck zu reduzieren, der auf den Gelenkknorpel einwirkt. Mit einer solchen Druckentlastung kann die Abnutzung gesenkt werden und der Knorpel bekommt im besten Fall die Chance, sich langsam wieder zu regenerieren (siehe Seite 39).

Ist die Ursache sichtbar?

Zu Recht geht die Medizin in weiten Teilen davon aus, dass die unterschiedlichen Arten von Knieschmerzen auch von verschiedensten Schädigungen in und um das Kniegelenk verursacht werden können. Als grundlegend wichtig für die Therapie gilt daher, die genaue Schädigung zu diagnostizieren. Deshalb wird die Struktur mithilfe der verschiedenen bildgebenden Verfahren so genau wie möglich untersucht. Dabei wird jedoch immer wieder festgestellt, dass die Art der Schmerzen nicht mit den Ergebnissen dieser bildgebenden Verfahren in Einklang zu bringen ist. Da die Spannungen der Muskeln und Faszien auf diesen Bildern nicht sichtbar sind, können sie leicht »übersehen« werden. Und deshalb spielten diese Spannungen in der medizinischen Ursachensuche lange Zeit so gut wie keine Rolle.

Manchmal zeigt sich dann nach einem operativen Eingriff, dass die Beschwerden nicht vollständig behoben sind – und das, obwohl die Diagnose eindeutig schien. Es drängt sich daher der Verdacht auf, dass die strukturellen Veränderungen am Bewegungsapparat, wie sie mit bildgebenden Verfahren sichtbar gemacht werden, keine vollständige Erklärung für die Beschwerden der Patienten liefern.

Wenn mithilfe gezielter Übungen die Schmerzen verschwinden, kommt die Lust an der Bewegung garantiert wieder.

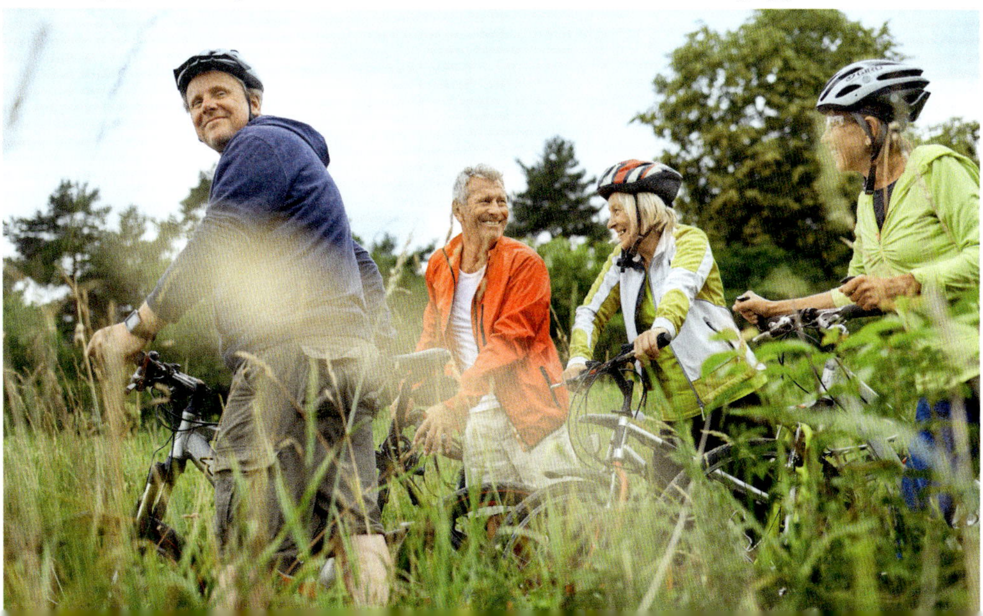

WAS BEDEUTET SCHMERZ NACH LIEBSCHER & BRACHT?

Knieschmerzen sowie die meisten anderen Schmerzen im Körper sind eigentlich etwas Gutes, etwas Hilfreiches. Natürlich ist es für Sie als Betroffene erst einmal schwierig, diese quälenden Schmerzen als etwas Positives wahrzunehmen. Wie soll so etwas Schlimmes gut sein? Der Schmerz raubt Ihnen Energie, mindert die Lebensqualität und schränkt Sie eventuell stark ein.

Schmerz ist meist nur ein Warnsignal

Wir von *Liebscher & Bracht* vertreten die Meinung, dass Schmerz eigentlich nichts Schlimmes ist, sondern ein wichtiges Alarmsignal des Körpers, das wir beachten müssen, um dann so zu handeln, wie es dem Körper bei der Regeneration hilft. Unser Körper möchte uns durch die meisten Schmerzen mitteilen, dass etwas nicht in Ordnung ist, dass wir etwas im Umgang mit unserem Körper ändern und uns mit dem Problem befassen sollten, damit es nicht zu Schädigungen kommt – oder wenn Schädigungsprozesse schon begonnen haben, dass sie gestoppt werden. Je drängender unsere Körperintelligenz das wahrnimmt, desto größer und peinigender ist der Alarmschmerz, der geschaltet wird. Natürlich sind Knieschmerzen sehr unangenehm und schränken uns im Alltag und besonders beim Sport stark ein. Doch es hat auch sein Gutes, dass Verschleiß, Knorpel- und Meniskusschäden nicht schmerzfrei auftreten und wir etwas davon mitbekommen. Diesen Alarmschmerz des Körpers sollten wir nicht ignorieren oder versuchen, ihn durch Schmerzmittel und andere Maßnahmen dauerhaft zu verschleiern und unfühlbar zu machen. Denn er weist uns darauf hin, dass wir nicht so weitermachen dürfen wie bisher.
Wir sollten auf die Sprache unseres Körpers hören. Knieschmerzen sind aus unserer Sicht fast immer eine Handlungsanweisung, die zu hohe Spannung der Muskulatur und Faszien abzubauen und ihren Tonus zu normalisieren, damit das Knie nicht geschädigt wird oder die bereits entstandenen Schädigungen nicht noch größer werden.

Es ist wie mit der Ölkontrollleuchte im Auto: Kein Mensch käme auf die Idee, dieses Alarmsignal mit Klebeband zu verdecken, damit es ihn nicht weiter nervt und stört. Jeder weiß: Wenn man diesen Alarm, der anzeigt, dass zu wenig Öl im Motor ist, ignoriert oder unterdrückt, kann es bald zum Kolbenfresser kommen und der Motor geht kaputt. Deshalb hält man möglichst rasch an einer Tankstelle an, um Öl nachzufüllen. Warum gehen viele Menschen so feinfühlig mit ihrem Auto um, während sie die Alarmsignale ihres Körpers lieber ignorieren wollen?

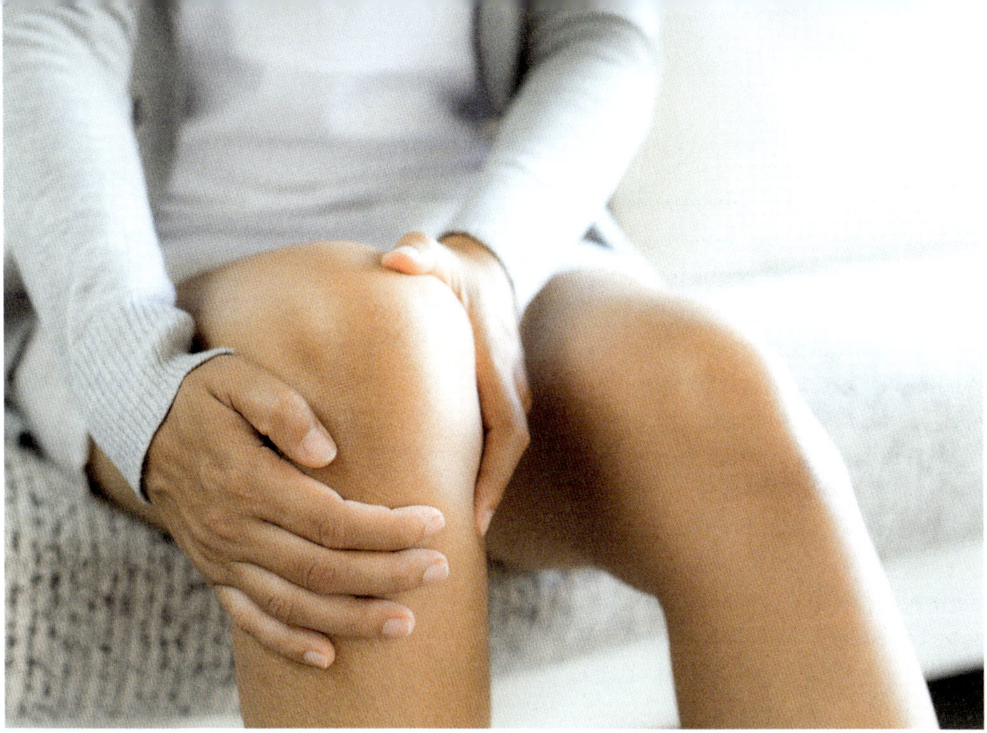

WAS HILFT DEM KNIE UND WAS NICHT?

Viele Schmerzpatienten bekommen von ihren Ärzten nach der Untersuchung im ersten Schritt Schmerzmittel verschrieben und unterschiedliche Tipps zur Lebensführung. Die einen Ärzte empfehlen, Laufen und Sport vorübergehend zu reduzieren, die anderen das Gegenteil und wieder andere animieren ihre Patienten sogar zum Krafttraining für die knieumgebende Muskulatur.

Hilft das nicht, werden im zweiten Schritt – neben konservativen Therapiemaßnahmen wie Physiotherapie – entzündungshemmende Medikamente und Schmerzmittel, Kortison oder Hyaluronsäure verschrieben oder gespritzt. Zusätzlich können in hartnäckigen Fällen und nach einer erfolglosen konservativen Therapie Arthroskopien mit Knorpelglättung, Meniskusentfernungen oder Umstellungsope-

rationen durchgeführt und schließlich Kniegelenkprothesen eingesetzt werden.
Die Knieschmerzen, die selbst nach dem Einsetzen von Prothesen langfristig weiter bestehen, stellen Ärzte vor große Herausforderungen. Es »drohen« weitere Operationen, die dauerhafte Einnahme von Schmerzmitteln oder psychotherapeutische Maßnahmen, die individuell natürlich sinnvoll sein können.
In der medizinischen Forschung finden sich jedoch zunehmend mehr Beweise, dass mithilfe der richtigen Übungen so gut wie jeder Mensch die echte Chance auf ein schmerzfreies Leben hat!

WAS IST EINE »RICHTIGE« ÜBUNG?

Gerade bei Kniebeschwerden werden häufig Muskelkräftigungsübungen an Geräten empfohlen. Meist sind das Übungen, die eine spannungserhöhende, verkürzende Wirkung auf die Muskeln und längerfristig auf die Faszien haben. Die Schmerzen nehmen daher oft zu, der Verschleiß und die ohnehin zu große Belastung des Kniegelenks werden schlimmer. Zwar ist muskuläre Kraft gut und wichtig, sie muss aber so aufgebaut werden, dass die Muskeln und Faszien gleichzeitig flexibler werden. Speziell dafür haben wir unsere Übungen entwickelt.

WARUM VIELE BEHANDLUNGEN MEIST NICHT DAUERHAFT HELFEN

Kniespiegelungen zeigen oft keine Wirkung

Bei Kniegelenkspiegelungen, den Arthroskopien, wird über einen kleinen Hautschnitt ein Arthroskop eingeführt, um das Kniegelenk zu untersuchen. Ein Arthroskop ist ein dünnes Rohr mit einer kleinen Videokamera und Lichtquelle sowie einer Spül- und Absaugvorrichtung. Weitere Instrumente können zur direkten Behandlung der Schäden eingeführt werden: Beispielsweise wird bei einem Meniskusriss der eingerissene Teil mit kleinen Scheren rund ausgeschnitten.
Dass eine solche Kniespiegelung mit therapeutischen Maßnahmen jedoch keine signifikante Linderung der Schmerzen bewirkt, zeigt unter anderem eine bekannte Studie, die im renommierten *New England Journal of Medicine* veröffentlicht wurde:
Bei zufällig ausgewählten Patienten mit Kniearthrose führte man eine Kniegelenkspiegelung durch, während dies einer Placebo-Kontrollgruppe lediglich vorgetäuscht wurde. Es wurde untersucht, ob die Gruppe, die tatsächlich eine Kniespiegelung erhalten hatte, anschließend weniger Schmerzen hatte und eine bessere Funktion des Knies als in der Placebo-Gruppe festgestellt werden konnte.
Ergebnis: Es gab keinen signifikanten Unterschied zwischen den beiden Gruppen![31]

Eine weitere Studie unterstützt diesen Befund: Hier fand man heraus, dass Kniegelenkspiegelungen keinen weiteren Nutzen im Vergleich mit einer medikamentösen und physiotherapeutischen Behandlung haben.[32] Kniespiegelungen führen auch nicht dazu, dass seltener Gelenkprothesen eingesetzt werden. Das macht eine Bertelsmann-Studie deutlich, die für großes Aufsehen sorgte: Vor allem in wirtschaftlich starken Landkreisen mit höherem Einkommen gibt es laut der Studie vermehrt Knieoperationen – obwohl Arthrose dort eigentlich seltener vorkommt.[33] *Spiegel Online* kommentiert: »Die Bertelsmann-Stiftung wirft die Frage auf, inwiefern die Versorgung der Bevölkerung mit Eingriffen am Knie am tatsächlichen medizinischen Bedarf ausgerichtet ist.«[34] Auch das WDR-Fernsehen berichtete unter dem vielsagenden Titel »Das Geschäft mit dem Knie« über die Ergebnisse der Studie.[35]

Nach den wegweisenden Erkenntnissen dieser Studien und einem großen medialen Echo hat der Gemeinsame Bundesausschuss (G-BA), das höchste Beschlussgremium im deutschen Gesundheitswesen, deshalb im Jahr 2015 beschlossen, dass bestimmte Gelenkspiegelungen bei Kniegelenksarthrose nicht mehr von den gesetzlichen Krankenkassen bezahlt werden.

Dies unterstreicht die Theorie, dass eben oft nicht der Gelenkverschleiß und der abgeriebene Knorpel für die Beschwerden verantwortlich sind. Daher ist es gut und nachvollziehbar, dass medizinische Verbände bestehende Ansichten zur Schmerzentstehung und etablierte Behandlungsmethoden weiter überprüfen.

Hyaluronsäure-Spritzen befreien nicht dauerhaft von Knieschmerzen

Oft wird bei Knieschmerzen auch Hyaluronsäure eingesetzt, obwohl ihre Wirksamkeit umstritten ist. Hyaluronsäure kommt als natürlicher Bestandteil der Gelenkflüssigkeit im Knie vor und fungiert dort als Schmiermittel. Durch das Spritzen der Hyaluronsäure sollen die Gleitfähigkeit der Gelenkflüssigkeit verbessert und Entzündungen gehemmt werden. Zudem belegen einige Studien die Schmerzhemmung beim Einsatz von Hyaluronsäure.[36, 37]

Während in etwa der Hälfte der Studien ein schmerzlindernder Effekt nachgewiesen wurde, konnte allerdings in der anderen Hälfte kaum ein Unterschied zu einer Placebo-Behandlung aufgezeigt werden. Zudem sind die möglichen Verbesserungen schon nach wenigen Monaten nicht mehr nachweisbar.[38, 39]

Aufgrund der begrenzten Vorteile und häufig möglichen Nebenwirkungen[40] wird die Behandlung mit Hyaluronsäure-Spritzen in den meisten Ländern mittlerweile nicht mehr empfohlen.[41] Es können zum Beispiel allergische Reaktionen oder durch den Eingriff ausgelöste Infektionen im Gelenk auftreten. Patienten sollten unbedingt auf diese Risiken hingewiesen werden.

Kniegelenkprothesen sind häufig unnötig

Wenn ein Kniegelenk komplett zerstört oder eine Hüftpfanne eingebrochen ist, dann ist es selbstverständlich ein Segen, dass Prothesen eingesetzt werden können. Allerdings gehört Deutschland im internationalen Vergleich zu den Ländern mit den häufigsten Operationen für Kniegelenkersatz.[42]

Seit Jahren werden hierzulande immer mehr Gelenkimplantationen am Knie durchgeführt.[43, 44] In über 90 Prozent der Fälle leiden die betroffenen Patienten an Arthrose und lassen sich aufgrund der Schmerzen und Bewegungseinschränkungen operieren.[45] Auffällig ist dabei, dass der demografische Wandel – also das Älterwerden der Gesellschaft – nur wenig dazu beiträgt, denn auch immer mehr junge Menschen unter 60 Jahren lassen sich ein künstliches Kniegelenk einsetzen.[46]

Angesichts der häufigen Knieoperationen in Deutschland hört und liest man in den Medien immer mal wieder, dass zu häufig künstliche Kniegelenke eingesetzt werden.[47, 48]

So warnte bereits 2017 der weltweit angesehene Kniespezialist Prof. Dr. med. Hans Pässler, wie bereits erwähnt, vor der Vielzahl unnötiger Knieoperationen.[49] Der Anteil der nicht gerechtfertigten Operationen nehme permanent zu, stellt er besorgt fest: »Das hat sehr viel damit zu tun, dass die Chefärzte in den Kliniken unter Druck stehen, die Zahl der Eingriffe zu steigern, und die Kollegen mit eigener Praxis die exorbitanten Kosten der von ihnen genutzten Operationssäle verdienen müssen.«

Etwa 8900 Euro kostet eine erste Operation am Kniegelenk und etwa 32 000 Euro eine Revisionsoperation, wenn Probleme mit der Prothese aufgetreten sind.[50] Obwohl dies vergleichsweise selten auftritt[51], sind einige Patienten mit ihrem neuen Kniegelenk nicht unbedingt zufrieden, denn selbstverständlich können auch bei einem solchen Eingriff Fehler auftreten.[52]

Eine Erklärung für die postoperativen Schmerzen ist das allerdings nicht. Studien zeigen, dass Patienten, die sich eine Kniegelenkprothese einsetzen ließen, auch nach der Operation noch Schmerzen haben.[53]

Wenn der Schmerz tatsächlich durch den Knorpelschaden oder das verschlissene Gelenk zustande käme, dürfte es diese Knieschmerzen nach der Operation eigentlich nicht mehr geben. Was also ist der tatsächliche Grund für diese Schmerzen?

> Die Schmerzen sind für Patienten meist der ausschlaggebende der Grund, sich eine Kniegelenkprothese einsetzen zu lassen. Da sich ein solcher Schritt nicht umkehren lässt und manche Menschen trotz eines künstlichen Gelenks weiterhin über Schmerzen klagen, empfiehlt es sich, vor einer Operation weitere Therapiemaßnahmen auszuschöpfen.

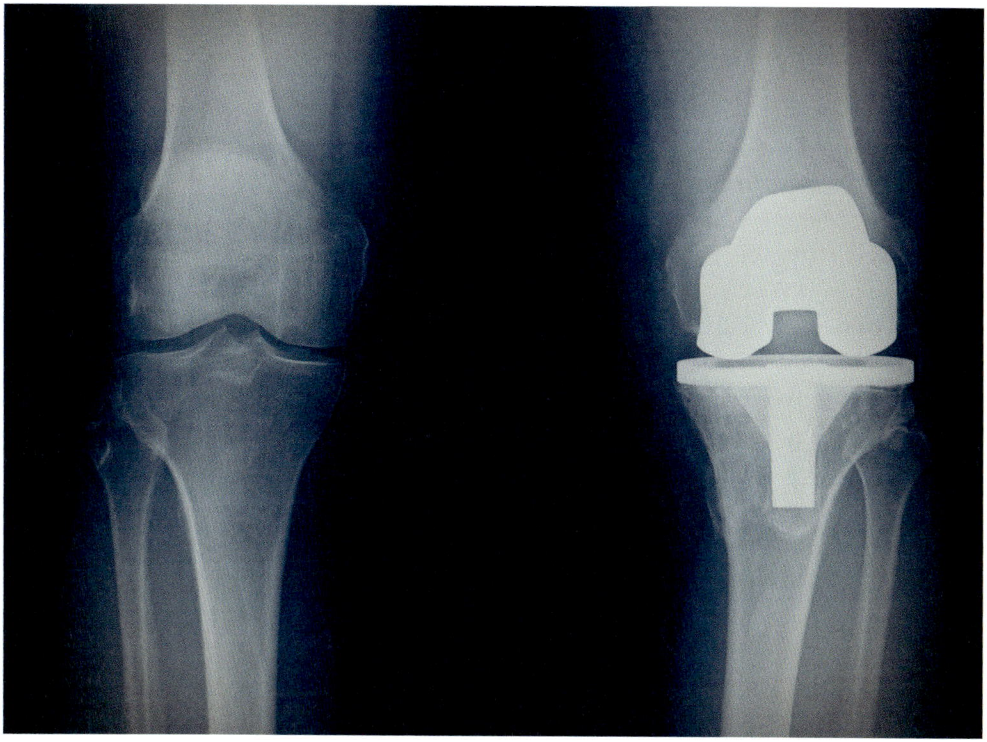

Rechts ein Knie mit Total-Endoprothese (Knie-TEP, Vollprothese), bei der alle Gelenkflächen ersetzt werden.

Warum der Schmerz nach der OP geht, bleibt oder wiederkommt

Für die Ärzte und Chirurgen sind die Ergebnisse nach dem Einsetzen von Knieprothesen vermutlich oft erstaunlich. Teilweise sind Patienten schmerzfrei und bleiben das auch, sie bekommen die Schmerzen nach einigen Monaten wieder oder sie haben gleich nach der OP die gleichen Schmerzen wie vorher. Was passiert da? Wir von *Liebscher & Bracht* können mit unserem Schmerzerklärungsmodell genau erklären, wie diese Ergebnisse zustande kommen.

Da die meisten Narkosemittel stark entspannend wirken, werden natürlich auch die schmerzverursachenden Spannungen gemindert. Und das reicht oft schon aus, um den Schmerz abzustellen oder entsprechend zu senken.[54, 55]

Der Eingriff selbst kann auch Spannungen der Muskeln und Faszien verringern, da ja Gewebe durchtrennt wird. Dies hat zur Folge, dass

die Schmerzen im Rahmen der Operation verschwinden. Reichen diese entspannenden Einflüsse der Operation nicht, sind die Schmerzen hinterher oft unverändert, teilweise sogar stärker als vorher, denn die Verletzungsschmerzen kommen ja hinzu.
Anschließend kommt die Reha. Haben die Patienten einen Physiotherapeuten, der mit ihnen die passenden Übungen durchführt, um ihr womöglich eingeschränktes Bewegungsprofil zu ergänzen, dann kann es gelingen, schmerzfrei zu bleiben oder zu werden.
Passen die Übungen nicht, dann reicht der spannungsmindernde Einfluss der Operation aber meist dafür aus, dass die Patienten während der Rehazeit schmerzfrei sind. Ändern sie im Anschluss aber nichts an ihrem regelmäßigen Bewegungsprofil, dann baut sich im Laufe von Wochen oder Monaten der ursprüngliche Schmerz wieder auf, da die Patienten sich im Alltag die Spannungen wie zuvor wieder antrainieren und der entspannende Effekt der Operation immer mehr abnimmt.
Erfüllen die in der Reha gezeigten Übungen ihren Zweck und üben die Patienten fleißig zu Hause weiter, können sie ihre Schmerzfreiheit dauerhaft aufrechterhalten. Das muss aus unserer Sicht nicht zwingend mit der Knieprothese zusammenhängen, sondern ist oft der neuen Bewegung zu verdanken.
Kehren die Schmerzen aber zurück, wird es schwierig. Normalerweise empfiehlt der Arzt den Patienten, noch etwas abzuwarten, bis der schmerzmindernde Operationseffekt irgendwann eintritt. Währenddessen bekommen sie von ihrem Arzt oft weitere Schmerzmittel verschrieben.

GESUNDHEITLICHE RISIKEN VON KNIEGELENKPROTHESEN

Das Einsetzen eines künstlichen Kniegelenks ist mit besonderen Risiken verbunden.
Was den meisten nicht bekannt ist: Der Verschleiß setzt sich unserer Ansicht nach auch bei der Kniegelenkprothese fort, wenn die muskulär-fasziale Überspannung nicht abgebaut wird und das Knie weiter unter enormem Druck steht. Über den Materialabrieb hinaus erhöht, so vermuten wir, das auch die Wahrscheinlichkeit, dass sich die Prothese lockert oder Entzündungen entstehen.

Materialabrieb

Die in der Prothese verbauten Werkstoffe werden abgerieben, können in das umliegende Gewebe wandern und über die Blutbahnen in den ganzen Körper gelangen. Eine seltene, sehr ernste Komplikation ist in diesem Zusammenhang die Metallose: Dabei kommt es zu Entzündungen und Vergiftungserscheinungen.[56, 57]
Die Gelenkprothesen bestehen meist aus Metall (Titan- oder Kobalt-Basis-Legierungen), Keramik oder Kunststoff oder einer Kombination dieser Stoffe. Zwar handelt es sich um hochfeste Werkstoffe, aber im Milieu

des Körpers kommt es dennoch zu Korrosionen (Zersetzung) und so auch zum Freiwerden kleinster metallischer Partikel. Zum Beispiel wies eine Studie bei Patienten mit einer Kniegelenkprothese nach fünf Jahren einen deutlich erhöhten Kobaltwert von 4 ppb im Blut nach.[58] Zum Vergleich: Bei Menschen ohne künstliche Gelenke wurde dagegen ein durchschnittlicher Kobaltwert von unter 0,25 ppb im Blut festgestellt.
Die Folgen: Ein chronischer Überschuss von Kobalt im Körper kann zu toxischen Symptomen in Form von Schilddrüsenunterfunktion und Schädigung des Herzmuskels führen.
Da wundert es nicht, dass ein Forscherteam an der *Boston University School of Medicine* herausgefunden hat, dass Kniegelenkprothesen das Herzinfarktrisiko erhöhen.[59]

Entzündungsprozesse

Hinzu kommt, dass bei Eingriffen von außen über Reparaturentzündungen hinaus immer auch die Gefahr bakterieller Entzündungen besteht. Das natürliche Gelenk kann über die Immunabwehr eines gesunden Körpers diesen Entzündungen entgegenwirken – eine Kniegelenkprothese kann das jedoch nicht. Schließlich ist eine Prothese ein Fremdkörper und somit oft ein Entzündungsherd.[60, 61]
Werden die Entzündungen rechtzeitig erkannt, folgt darauf zunächst oft eine Verschreibung entzündungshemmender Medikamente, die ihrerseits wieder Nebenwirkungen haben können.

VIELE THERAPIEN GREIFEN ZU KURZ

Zusammenfassend lässt sich sagen, dass viele der etablierten Therapiemethoden zu kurz greifen und meist auch Risiken für den Patienten haben. Jeder Eingriff am Kniegelenk, ob Hyaluronsäure- oder Kortisonspritzen, Kniegelenksarthroskopien oder Prothesen, kann zu weiteren Beschwerden oder zu einer Infektion führen.
Nur in wirklich schwerwiegenden Fällen ist eine Operation nötig: wenn ein Gelenk derart zerstört ist, dass es blockiert und alle anderen Maßnahmen keine Heilung bringen.
Aber auch bei Gelenkblockaden muss klar unterschieden werden: Wenn es sich um eine Blockade handelt, die auf ein zerstörtes oder mechanisch geschädigtes Gelenk zurückgeht – also beispielsweise durch einen Unfall entstanden ist –, kann eine Operation durchaus sinnvoll sein. Bei Blockaden, die durch unnachgiebige Muskeln und Faszien bedingt sind, ist häufig eine muskulär-fasziale Umgestaltung nach *Liebscher & Bracht* zu empfehlen.
Es gibt einen sehr einfachen Test, der Ihnen helfen kann, eine Entscheidung zu treffen: Bevor Sie sich für eine Operation oder eine Prothese im Knie entscheiden, können Sie unsere Therapie ausprobieren und/oder die in diesem Buch beschriebenen Liebscher & Bracht Übungen® anwenden.
Denn während das Einsetzen eines künstlichen Kniegelenks nicht mehr rückgängig zu

WARTEZEIT BIS ZUR OP NUTZEN

Falls Sie sich für eine Operation entscheiden und lange auf den Termin warten müssen oder am liebsten ganz auf einen Eingriff verzichten wollen: In jedem Fall können Sie mit den Liebscher & Bracht Übungen® selbst etwas tun, um Ihre Knieschmerzen zu senken, und so auch die Wartezeit bis zur Operation effektiv nutzen. Eventuell kann eine OP durch ein gezieltes Übungsprogramm sogar überflüssig werden, wie dies in der Forschung bereits beschrieben wurde.[62]

machen ist, müssen Sie bei unserer Behandlung oder Ihrer Selbstbehandlung keine derart gravierenden Nebenwirkungen befürchten. Wenn Sie nach unserer Therapie oder nach den Übungen feststellen, dass der Schmerz stark zurückgegangen oder sogar verschwunden ist, dann ist eine Operation oft nicht nötig.

SO FUNKTIONIERT UNSERE THERAPIE

Die *Schmerztherapie nach Liebscher & Bracht* ruht auf zwei bewährten Säulen: auf der Behandlung durch zertifizierte Therapeuten und auf der konsequenten Selbstbehandlung.

Osteopressur: möglicher »Reset« von Schmerzprogrammen?

Weil es so entscheidend ist, die Überspannung der Muskeln und Faszien abzubauen, haben wir die Osteopressur entwickelt. Dieses manualtherapeutische Verfahren nutzt sogenannte interstitielle Rezeptoren in der Knochenhaut, um die Spannung der Muskeln und Faszien zu senken. Dadurch können unsere zertifizierten Liebscher & Bracht-Therapeuten mit reguliertem Druck in vielen Fällen die Knieschmerzen unserer Patienten schon bei der ersten Behandlung senken. Auch eine Selbstbehandlung kann wirksam sein.
Der genaue Wirkmechanismus wird von uns weiter erforscht und lässt sich vorläufig folgendermaßen erklären: Die Rezeptoren werden bei der Osteopressur durch manuellen Druck gezielt beeinflusst. Daraufhin leiten sie ein Signal ans Gehirn weiter, wo die Spannung der Muskulatur reguliert wird. Das beeinflusst die Ansteuerung der Muskeln und kann sie, wie beim »Reset« eines Computers, auf die Werkseinstellungen zurücksetzen (siehe Seite 60).
Der Körper reagiert schnell: Die zu hohen Spannungen lassen deutlich nach, bis sie das vom Körper empfundene Normalniveau erreicht haben. Je nachdem, wie stark der Verschleiß fortgeschritten ist, kann dies dem Körper möglicherweise dabei helfen, Schäden am Knorpel und Meniskus zu regenerieren – das braucht allerdings einige Zeit (siehe Seite 40).

Übungen: langfristige Selbsthilfe

Durch unsere speziell entwickelten Faszien-Rollmassagen, die Osteopressur und die Liebscher & Bracht Übungen® als wichtigste Maßnahme können Sie die muskulär-fasziale Spannung selbst senken und langfristig auf einem normalen Niveau halten. Dafür ist es jedoch absolut notwendig, dass Sie unsere Dehn-Kräftigungs-Übungen regelmäßig und konsequent durchführen. Denn nur so bleiben Ihre Muskeln und Faszien nachgiebig und die Spannungen im Normalbereich. Das ist ein effektiver Weg, um sich dauerhaft auf natürliche Weise von Knieschmerzen befreien zu können.

Kein Therapeut dieser Welt kann Ihnen diese Arbeit abnehmen! Sie müssen konsequent jeden Tag die Bewegungswinkel, die im Alltag nicht vorkommen, durch unsere Übungen ausgleichen. Und das dauerhaft! In dem Moment, in dem Sie die Übungen nicht mehr machen, können die Spannungen aufgrund der Alltagseinflüsse wieder zunehmen und die Knieschmerzen bauen sich langsam wieder auf.

> Uns geht es darum, Ihnen Hilfe zur Selbsthilfe anzubieten, weil letztlich nur Sie selbst Ihre Knieschmerzen beseitigen können. Wir können Ihnen Tipps geben, aber Ihr Körper strukturiert sich nur dauerhaft um, wenn Sie regelmäßig gezielte Bewegungsimpulse setzen. Unsere Übungen können Ihnen dabei helfen.

KNIEARTHROSE HEILEN?

Wir sind uns bewusst, dass Sie als Betroffene oder Betroffener nach jahrelangen Beschwerden vielleicht zweifeln, während Ärzte und Therapeuten meist verhalten auf diese Fragestellung reagieren. Zugegeben, es handelt sich um eine recht neue Erkenntnis, dass sich der geschädigte Gelenkknorpel bei einer Arthrose unter gewissen Umständen wieder regenerieren kann. Lange Zeit galt in der Medizin die Ansicht, ein geschädigter Knorpel sei kaum zu reparieren.

Doch nachdem erste Studien zur Knorpelregeneration am Fußgelenk etwas Gegenteiliges zeigten[63, 64], nutzte eine niederländische Ärztegruppe in Utrecht das getestete Verfahren erstmals am Kniegelenk. Um den von äußeren Kräften zerstörten Gelenkknorpel zu entlasten, führten sie eine sogenannte Gelenkdistraktion durch. Dazu befestigten sie an Ober- und Unterschenkeln der Probanden eine Federmechanik, die das Gelenk um 5 Millimeter auseinanderzog.

Obwohl die Patienten bereits an einer Arthrose 4. Grades litten, kaum noch Knorpel vorhanden war und sie starke Beschwerden hatten, sorgte die mechanische Entlastung dafür, dass die Schmerzen schnell verschwanden und der Knorpel sich innerhalb von 3 Monaten regenerierte.[65]

Mithilfe unserer Therapie lassen sich Knieschmerzen senken. Um wissenschaftliche Hinweise darauf zu erhalten, haben wir 2020 eine erste Studie durchgeführt. Die Patienten litten unter starken Knieschmerzen und zum Teil an fortgeschrittener Arthrose. Das Ergebnis: In 6 Wochen konnten die Teilnehmer ihre Schmerzen durch unsere Behandlung und die Übungen zu rund 80 Prozent senken.[69] Weitere Studien sind geplant.

Knorpel kann sich regenerieren

Als die Ärzte um Dr. Simon Mastbergen ihre Ergebnisse der Öffentlichkeit präsentierten, wurden sie zunächst belächelt und nicht ernst genommen. Die Ergebnisse waren schier unglaublich. Mittlerweile wurden ihre Beobachtungen aber in weiteren Studien bestätigt. Es zeigt sich, dass bereits nach wenigen Wochen die Reparatur des Knorpels beginnt[66] und der reparierte Knorpel auch langfristig – in diesem Fall nach zwei Jahren – stabil ist.[67] Die Frage, ob er auch die Eigenschaften von echtem (hyalinem) Knorpel hat, lässt sich mittlerweile ebenfalls mit Ja beantworten. Und in puncto Schmerzlinderung und Funktionsfähigkeit stehen die Ergebnisse der Gelenkdistraktion einer klassischen Prothese in nichts nach.[68] Doch es bleibt ein aufwendiger Eingriff, der mit Risiken verbunden ist.

Spannungsabbau gibt dem Knorpel Raum zum Wachsen

Die Erkenntnisse zur Knorpelregeneration sind beeindruckend. Dennoch sind die eingesetzten Gestelle oft unangenehm zu tragen und haben auch zu Entzündungen geführt. Nichtsdestotrotz zeigt die Forschung, dass der zugrunde liegende Mechanismus – nämlich das Entlasten der Kniegelenke – die Heilung des Knorpels bei einer Arthrose fördern und Knieschmerzen stoppen kann.

Aber lässt sich all das nicht auch auf natürliche Weise bewirken? Wir sind davon überzeugt! Im Rahmen unserer Therapie lösen wir gezielt die Spannungen der Muskeln und Faszien rund um das Knie. Dadurch kann der Druck im Gelenk sinken und die schädigenden Kräfte, die den Knorpel belastet haben, lassen nach. Folglich kann sich der Gelenkspalt langsam vergrößern und eventuell neues Knorpelgewebe wachsen. Alles ohne Operation, denn im Fokus stehen unsere Liebscher & Bracht Übungen®.

Studien zeigen, dass gezieltes Dehnen grundsätzlich eine vielversprechende Technik gegen muskulär-faszial bedingte Schmerzen ist[70, 71, 72] und den Bewegungsumfang von Gelenken steigern kann.[73, 74] Vor allem wenn das Training auf die volle Ausnutzung der Gelenke ausgerichtet ist, bewirkt es deutliche Verbesserungen der Gelenkfunktion und der Schmerzen. In einer Studie dazu konnten 76 Prozent der Teilnehmer so den Einsatz einer geplanten Knieprothese vermeiden.[75]

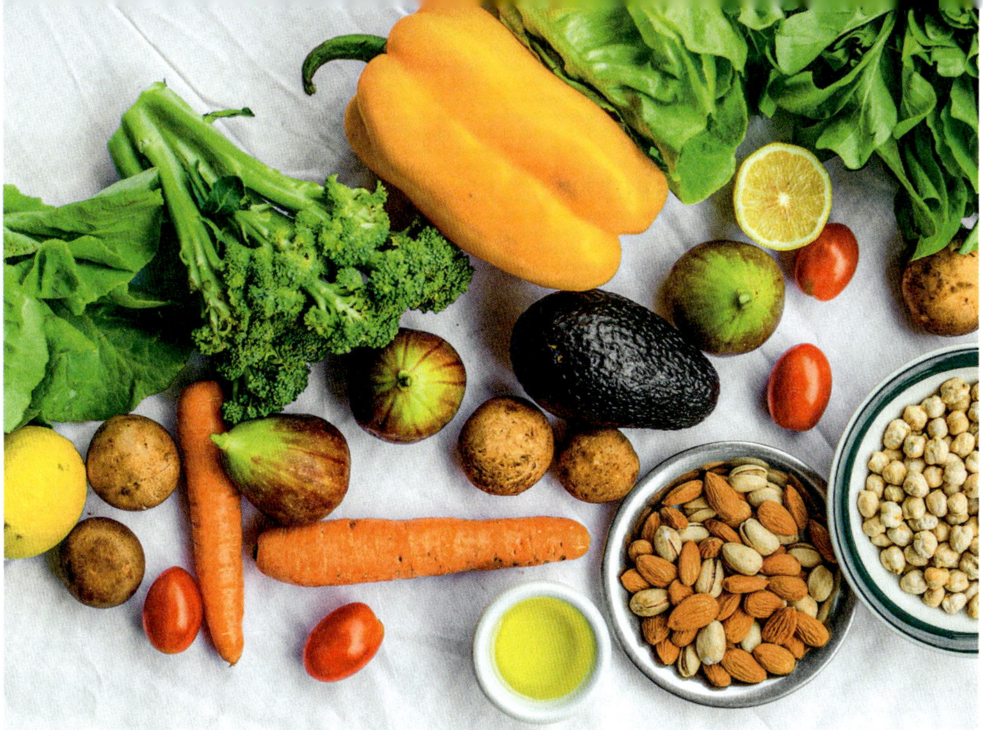

DIE RICHTIGE ERNÄHRUNG GEGEN SCHMERZEN

Alle Körpergewebe und Zellen müssen mit Nährstoffen versorgt werden, auch unsere Knie und die umliegende Muskulatur. Wenn Sie Ihrem Körper mit einer ausgewogenen Ernährung alle benötigten Nährstoffe und Mikronährstoffe bereitstellen, können Sie ihn bei der Regeneration von Schäden unterstützen, Entzündungen positiv beeinflussen und sogar eine schmerzlindernde Wirkung erzielen.[76]

Vielleicht tun Sie sich aufgrund der vielen unterschiedlichen und sich häufig widersprechenden Ernährungshinweise nicht leicht damit, doch es gibt aus unserer Sicht ganz klare Empfehlungen, was Sie essen sollten, um etwas für Ihre Gesundheit und die Schmerzfreiheit Ihres Knies zu tun. Das Schöne daran: Was Ihrer Gesundheit allgemein guttut, kann auch Ihrem Knie helfen.

WAS ESSEN MIT UNSEREN KNIEN ZU TUN HAT

Was Ihrer Gesundheit schadet, das bemerkt Ihr Körper. So haben Wissenschaftler festgestellt, dass unterschiedliche Lebensmittel einen Einfluss auf die Mikroorganismen in unserem Darm haben. Dieses sogenannte Mikrobiom kann bei chronischen Muskel- und Skelettschmerzen einen zentralen Effekt auf die Beschwerden haben und diese lindern – besonders, wenn Sie zwischendurch immer wieder Fastenphasen einbauen.[77]

Gleichzeitig können bestimmte Nahrungsmittel die Entzündungswerte im Blut beeinflussen.[78, 79, 80, 81] Vor allem tierische Produkte regen den Körper an, entzündungsfördernde Botenstoffe zu bilden,[82] und können somit Schmerzen indirekt beeinflussen. Solche Nahrungsmittel spielen eine immer größere Rolle in der Ernährung vieler Menschen.

Hinzu kommt raffinierter Zucker, der in vielen verarbeiteten Lebensmitteln enthalten ist und nachweislich Zivilisationskrankheiten wie Übergewicht, Bluthochdruck oder Herz-Kreislauf-Erkrankungen fördert.[83]

Wollen Sie nun Ihrem Knorpel etwas Gutes tun und Knieschmerzen senken? Dann meiden Sie möglichst die zuvor genannten Produkte und achten Sie auf gesündere Alternativen.

Es ist ganz einfach: Ihre tägliche Nahrung sollte einen möglichst hohen Anteil an Pflanzen und einen möglichst minimalen Anteil an tierischen Produkten enthalten. Sie sollte dabei abwechslungsreich und vollwertig sein, den Körper unterstützen und chronischen Entzündungen, die vielleicht den Organismus belasten, Einhalt gebieten. Auch deswegen ist ein möglichst hoher pflanzlicher Anteil beim Essen so wichtig – so, wie wir es mit unseren »Top Ten« der Lebensmittel auf der nächsten Seite empfehlen.

Nichts geht über Gemüse als Mikronährstoffbombe, Immunsystembooster und Basenlieferant.

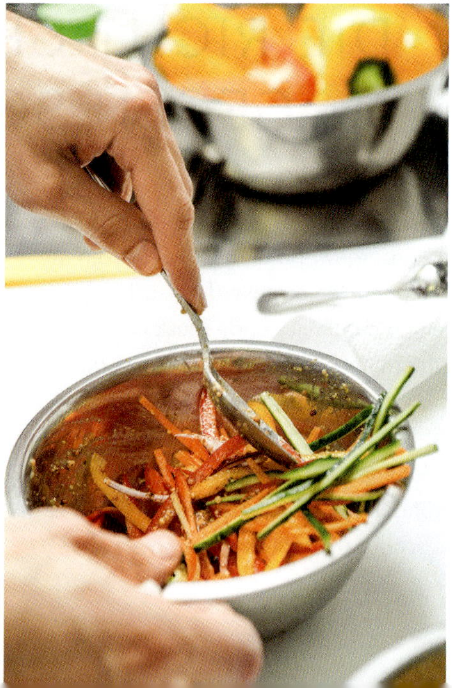

TOP TEN: DIE BESTEN LEBENSMITTEL BEI SCHMERZEN

1 Vollkorngetreide – gerne auch Pseudogetreide wie Quinoa, Buchweizen, Hirse, Amarant – enthalten gesunde vollwertige Kohlenhydrate sowie eine gute Portion Eiweiß.

2 Hülsenfrüchte wie Bohnen, Linsen, Erbsen, Kichererbsen, Sojabohnen sind gesunde Eiweißlieferanten.

3 Obst, reif geerntet, vorzugsweise aus der Region und saisonal, versorgt Sie mit wertvollen Mikronährstoffen. Beeren in allen Variationen, gut auch zum Einfrieren für die kalte Jahreszeit geeignet, sind die Asse unter den Früchten.[84, 85, 86, 87]

4 Sämtliche Kohlsorten, Grünkohl nicht zu vergessen, und auch Meerrettich und Radieschen gehören alle zu den Kreuzblütlern, die es Krankheiten sehr schwer machen, sich zu etablieren.[88]

5 Über andere Gemüsearten – auch grünes Blattgemüse wie Spinat und Mangold, gerne Kürbisse, Tomaten, Süßkartoffeln, Zucchini, Zwiebeln und Pilze, um nur einige beispielhaft zu nennen – freut sich unter anderem Ihre Darmflora und Ihr Immunsystem lässt Sie weniger im Stich.

6 Nüsse sind ein Muss, ob Mandeln, Walnüsse, Paranüsse, Macadamianüsse oder andere. Eine gemischte Handvoll davon ist ein traumhafter Sattmacher, der reichlich gesunde Eiweiße und Fette liefert.[89]

7 Viele Samen enthalten einen hohen Anteil an Omega-3-Fettsäuren, die chronische Entzündungen abklingen lassen. Der Leinsamen steht hier an erster Stelle, aber Chia- und Hanfsamen versorgen Sie ebenfalls mit den wertvollen Fettsäuren.[90]

8 Wildkräuter, egal ob Brennnessel, Löwenzahn oder Giersch, enthalten generell ein Vielfaches an gesunden Stoffen im Vergleich zu gezüchteten Kräutern.

9 Doch auch Küchenkräuter sind empfehlenswert – gerne alles, was im Garten wächst, so viel und so frisch wie möglich. Sie stärken Ihr Immunsystem und Ihre Verdauung.

10 Alle Gewürze, von Anis über Koriandersamen bis zu Zitronengras und vor allem Ingwer[91, 92, 93, 94], stecken voller heilkräftiger Substanzen. Besonders wirksam gegen Entzündungen ist Kurkuma, auch Gelbwurz genannt[95]: Täglich 1 Teelöffel davon und zusätzlich Ingwer sowie eine Prise schwarzer Pfeffer können die Heilwirkung des Inhaltsstoffs Curcumin verstärken.[96] Davon profitiert nicht nur Ihr Knie, sondern der gesamte Körper.

Plus: Trinken ist wichtig – egal ob Quellwasser, grünen Tee, Matchatee, sogar etwas Kaffee (Bioqualität, mit Wasserdampf entkoffeiniert), nur genug muss es insgesamt sein! Die Empfehlung von etwa 2 Litern pro Tag ist nach wie vor richtig. Allerdings nicht auf einmal, sondern am besten über den Tag verteilt auf 10 Gläser oder Tassen à 200 ml.

Weniger ist mehr

Ihnen wird auffallen, dass in dieser Liste keine tierischen Produkte (Fleisch, Fisch, Eier sowie Milchprodukte wie Käse, Quark & Co.) auftauchen.

Das hat seinen Grund. Je mehr Sie nämlich davon verzehren, desto mehr können sich die eingangs beschriebenen negativen, schmerzverstärkenden Effekte häufen. Aber machen Sie sich keinen Stress: Wenn Sie zu den Fleischverfechtern gehören, dann versuchen Sie doch einfach langsam kleine Schritte in die von uns vorgeschlagene Richtung. Konsumieren Sie nicht nur weniger tierische Produkte, sondern auch weniger Zucker und industriell hergestellte Nahrungsmittel. Letztere erkennen Sie ganz einfach daran, dass sie in Folie oder Dosen verpackt und länger haltbar sind. Reduzieren Sie außerdem Alkohol, Softgetränke und Zigaretten – dann sind Sie auf einem guten Weg. Je mehr Sie von all dem weglassen, desto mehr kann Ihre Ernährung zu Ihrer Schmerzfreiheit und Gesundheit beitragen.

Probieren Sie es einfach aus!

Bringen Sie die Lebensmittel aus der Liste der Top Ten von Seite 43 in Ihrem täglichen Speiseplan unter. Wir empfehlen zudem eine Form des Intervallfastens, bei der man die Mahlzeiten innerhalb von 8 Stunden einnimmt und 16 Stunden lang nichts isst. Es unterstützt die Gesundheit unseres Darmmikrobioms,[97, 98] denn während des Fastens können sich gesunde Darmbakterien vermehren und die Artenvielfalt des Mikrobioms erhöht sich.

Mit gesunder Ernährung unterstützen Sie Ihren Körper bei der Heilung. Sind alle Voraussetzungen erfüllt, kann sich möglicherweise auch Ihr Gelenkknorpel wieder regenerieren. Und noch einmal: Diese Top-Ten-Lebensmittel wirken sich nicht nur auf Ihre Kniegelenke und die Muskulatur aus, sondern auf Ihren gesamten Körper. Aber: Die volle Tragweite und positive Schlagkraft, die eine solche Ernährung entfaltet, können Sie erst dann nachvollziehen, wenn Sie sie einige Wochen genossen haben. Sie sollten es einfach ausprobieren und sich nicht wundern, wenn dabei so nebenbei das eine oder andere überflüssige Kilo ebenfalls wie von Zauberhand verschwindet …

Übrigens: Sie brauchen kein 100-prozentiger Veganer zu werden. Wir selbst sind seit mehr als 30 Jahren zu 95 Prozent Veganer und haben nur zwischendurch mal etwa 4 Jahre lang Fisch gegessen, weil wir zu dieser Zeit direkt am Meer wohnten und morgens auf dem Markt frisch gefangenen Fisch bekamen. Als wir merkten, dass wir persönlich uns ohne besser fühlten, ließen wir das Fischessen wieder bleiben. Und wenn Sie sich fragen, was die 5 Prozent Ausnahmen sind: Ab und zu gönnen wir uns mal ein Ei oder ein Stück Käse, Letzteren aber seit einiger Zeit weniger, weil die veganen Alternativen immer besser werden.

DESHALB EMPFEHLEN WIR HOCHWERTIGE NAHRUNGSERGÄNZUNGSMITTEL

Wenn Sie sich für das Thema Nahrungsergänzungsmittel interessieren, finden Sie ausführliche Informationen auf unserer Website.

Bei einer ausgewogenen Ernährung müssen gesunde Menschen in der Regel keinen Mangel fürchten. Zur Gesunderhaltung kann es dennoch sinnvoll sein, die eigene Ernährung unter die Lupe zu nehmen und bei Bedarf die Einnahme von Nahrungsergänzungsmitteln in Betracht zu ziehen.

Sprechen Sie dazu auch mit Ihrem Hausarzt, denn oft täuscht uns die eigene Wahrnehmung. Bei einer Umfrage stellte man zum Beispiel fest, dass die Menschen hierzulande deutlich weniger pflanzliche Lebensmittel, insbesondere Gemüse, essen, als es die Deutsche Gesellschaft für Ernährung (DGE) generell empfiehlt.[99] Trotzdem gehen viele davon aus, dass sie sich gesund und ausgewogen ernähren, und sehen daher keinen Bedarf für spezielle Nahrungsergänzung.[100]

Gerade wenn Ihre Ernährung bislang eher aus Lebensmitteln mit einer geringen Dichte an Mikronährstoffen wie zum Beispiel Fertiggerichten oder Fast Food besteht, kann die zusätzliche Einnahme hochwertiger Nahrungsergänzung sinnvoll sein. Dasselbe gilt, falls Sie rauchen oder regelmäßig Alkohol trinken.

Wenn Sie unter Knieschmerzen leiden und beispielsweise die Versorgung des Gelenkknorpels fördern wollen, können spezielle Nahrungsergänzungsmittel Sie dabei unterstützen. Substanzen wie Hyaluron oder Glucosamin werden dahingehend weiter erforscht, ob sie die Knorpelversorgung verbessern können.

Ich selbst (Petra) unterstütze meine Nährstoffversorgung neben einer gesunden Ernährung mit eigens entwickelten Nahrungsergänzungsmitteln. Für die optimale Nährstoffkombination nutze ich die Synergien von 3 sich ergänzenden Rezepturen, die ich im Laufe der letzten 30 Jahre immer weiter optimiert habe. Die erste Rezeptur trägt dazu bei, einen intakten Säure-Basen-Haushalt herzustellen. Die zweite sorgt dafür, dass sich die körpereigenen Speicher wieder mit Nährstoffen füllen, die bei den meisten meiner Patienten laut Blutuntersuchungen ungenügend sind. Die dritte ergänzt speziell die Nährstoffe, die der Körper benötigt, um Knorpel, Bandscheiben und auch Menisken gesund zu erhalten. Daher enthält dieses Präparat auch Hyaluronsäure und Glucosamin.

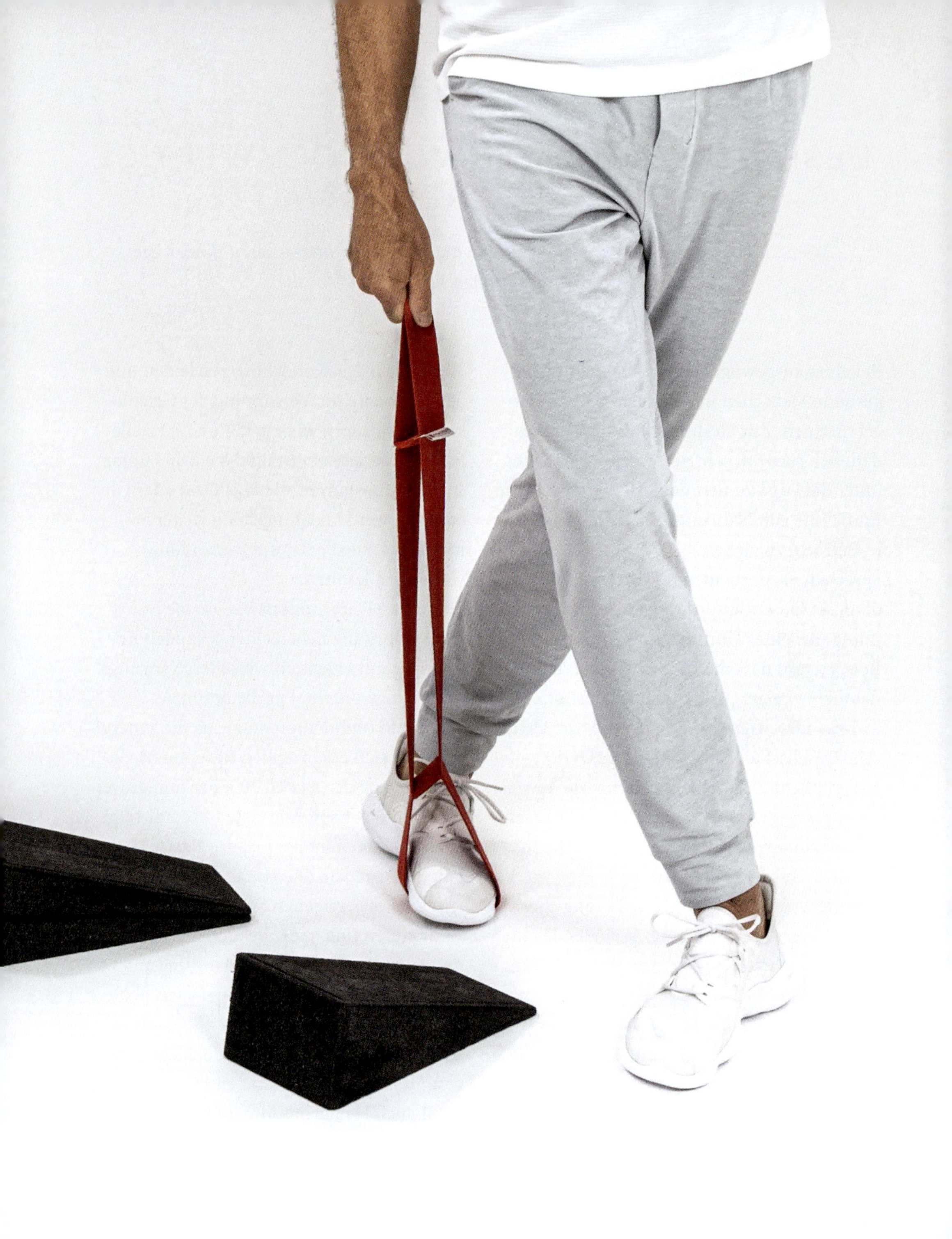

SO BEHANDELN SIE IHR KNIE SELBST

Auch wenn Sie skeptisch sein sollten: Probieren Sie es einfach langsam aus und achten Sie auf Ihre Schmerzgrenze, um Ihre Beschwerden hinter sich zu lassen. So können Sie sprichwörtlich in ein neues Leben starten, in dem Ihnen Knieschmerzen keine Angst mehr machen.

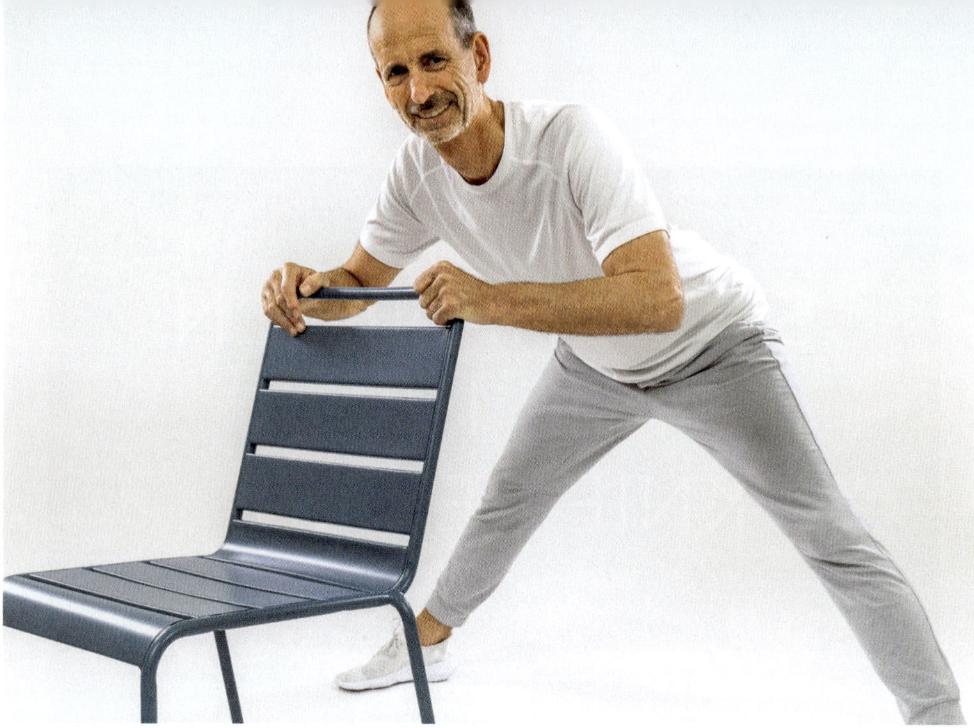

TIPPS FÜR DIE ÜBUNGSPRAXIS

Nachdem wir Ihnen im Theorieteil Informationen rund um das Thema Knieschmerzen gegeben haben, möchten wir Ihnen nun zeigen, wie Sie am besten selbst dagegen vorgehen.

Vorab etwas Generelles zur Verfahrensweise: Sie können bei Knieschmerzen aller Art direkt mit den Übungen, der Faszien-Rollmassage oder auch der Osteopressur beginnen. Erfahrungsgemäß können Sie die Knieschmerzen oft nur dann auf Dauer senken, wenn Sie regelmäßig gezielte Bewegungs- und Entspannungsmethoden durchführen – vor allem natürlich unsere Liebscher & Bracht Übungen®. Suchen Sie sich zunächst diejenigen Übungen aus, die Ihnen am meisten zusagen und anfangs leichter fallen. Tipps für Ihren persönlichen Trainingsplan erhalten Sie ab Seite 53.

Wenn Sie unsicher sind

Zweifeln Sie daran, sich selbst helfen zu können, weil Sie schon seit langer Zeit unter chronischen Knieschmerzen leiden, Arthrose oder Meniskusschädigungen bei Ihnen diagnostiziert wurden oder sogar schon eine Knieprothese eingebaut wurde? Dann empfehlen wir Ihnen, zunächst einen der von uns ausgebildeten Ärzte, Heilpraktiker oder Therapeuten aufzusuchen.
Er oder sie wird bei Ihnen die Osteopressur anwenden, die Profivariante der in diesem Buch gelehrten Manualtherapie. Schon nach einer Behandlung wissen Sie Bescheid und haben mehr Sicherheit. Dann können Sie entscheiden, ob Sie noch weiter betreut und langsam in Ihre Eigentherapie eingeführt werden wollen oder ob Sie es gleich versuchen, mit den Übungen und Techniken dieses Buches selbst klarzukommen.
Unsere Liebscher & Bracht Übungen® sind eine wirksame und grundlegende Eigentherapie. Denn sie sind ein praktischer Ausgleich für die im Alltag zu wenig genutzten Gelenkwinkel, die Knieschmerzen sowie weitere Schädigungen verursacht haben können.
Über kurz oder lang ist es also wichtig, dass Sie aus den hier dargestellten Übungen die Varianten auswählen, mit denen Sie am besten klarkommen.
Zum Üben benötigen Sie teils spezielle Hilfsmittel oder alternativ Alltagsgegenstände aus dem Haushalt. Beide werden ab Seite 56 näher beschrieben.

WICHTIG: DAS MACHT DAS ÜBEN SICHER!

Die von uns entwickelten Selbsthilfetechniken entfalten meist eine sehr große Wirksamkeit. Doch für gute Ergebnisse ist eine hohe Intensität notwendig, und daher ist es wichtig, den Fokus auf maximale Sicherheit zu legen. Bei allen 3 Selbsthilfetechniken ist die Voraussetzung dafür, dass der Körper als ideales Messinstrument in jedem Moment der Selbsttherapie befragt und beachtet wird. Es gibt – neben der Genauigkeit der Ausführung – zwei entscheidende Faktoren, die genau beobachtet und eingehalten werden müssen.

Die richtige Intensität

Der erste Faktor ist der Schmerz, der beim Üben ausgelöst wird. Ob bei den Dehnkräftigungen, beim Rollen oder beim Drücken – er darf eine bestimmte Grenze nicht übersteigen, um in einem effektiven Rahmen zu üben. Diesen Rahmen können die meisten Patienten sehr gut wahrnehmen, indem sie sich selbst und ihren Körper während des Übens beobachten:

- Bei geringer Intensität agieren Sie in einer Zone des Komforts. Es entstehen nur geringer bis mäßiger Druck und Spannung, die Sie leicht ertragen können. In diesem Bereich herrscht praktisch Stillstand.
- Um die Übungen auf den folgenden Seiten möglichst effizient durchzuführen, sollte ein deutlicher bis sehr deutlicher Schmerz entstehen, der für Sie noch (gerade so) erträg-

lich ist. In dieser Effizienz-Zone sind Sie gedanklich und körperlich entspannt und Ihr Atem kann trotz der hohen Intensität ruhig fließen.

- Wenn die Intensität der Übungen zu hoch ist, können Sie den entstehenden Schmerz nur aushalten, indem Sie sich körperlich oder mental dagegenspannen. Im Rahmen dieser belastenden Schmerzen drohen Überforderung und Blockade.

Damit Sie mit Ihren Übungen die besten Ergebnisse in möglichst kurzer Zeit erzielen, achten Sie darauf, in der von uns empfohlenen Effizienz-Zone zu bleiben. Das angestrengte Aushalten mit geballten Fäusten und zusammengebissenen Zähnen sorgt oft für neue Anspannung. Da es jedoch unser Ziel ist, die vorhandenen Spannungen im muskulär-faszialen Gewebe zu senken, ist es umso wichtiger, dass Sie beim Üben bewusst auf die Signale Ihres Körpers achten.

Vor allem wenn Sie neu mit unseren Übungen oder der Osteopressur anfangen, sollten Sie sich immer wieder fragen: In welcher Intensität übe ich momentan? Die Beschreibung der verschiedenen Intensitätsstufen oben hilft Ihnen dabei, den Schmerzgrad einzuschätzen und im effizienten Bereich zu bleiben.

Bei den Faszien-Rollmassagen ist es nicht immer möglich, in der Effizienz-Zone zu arbeiten. Es ist aber nicht immer nötig, denn die Rollwirkung beginnt sich auch bei geringerer Intensität zu entfalten. Sie können also den betreffenden Bereich gemäß der folgenden Anleitungen abrollen. An empfindlicheren Stellen erreichen Sie meist eine höhere Intensität und müssen die Intensität dort so regulieren, dass Sie in der Effizienz-Zone bleiben.

Bewusst und langsam üben

Der zweite Sicherheitsmechanismus ist das möglichst bewusste und langsame Üben, das bewusste und langsame Rollen und das bewusste und langsame Drücken. Denn der Körper wird meist nur bei Bewegungen und Belastungen überbeansprucht, die so schnell sind, dass das Alarmsystem des Körpers – warnende Schmerzen – diese verletzenden Bewegungen oder Belastungen nicht rechtzeitig stoppen kann. Knochenbrüche, Sehneneinrisse, Kapselverletzungen, Muskelfaserrisse, Bandscheibenverletzungen und so weiter können ohne äußere Einflüsse immer nur in schnellen Bewegungen bei Stürzen, im Abrutschen oder mit Schwung passieren. Bei

UNSERE »INTENSITÄTS-SKALA«

Um Sie bei Ihren Übungen bestmöglich zu unterstützen und anzuleiten, haben wir uns im Laufe der Jahre gegen eine nummerierte Skala entschieden. Den meisten Menschen fällt es leichter, anhand körperlicher Reaktionen und Gefühle die Intensität zu beurteilen, um ihre Übungen daran anzupassen.

langsam und bewusst ausgeführten Bewegungen, die genau nach unseren Anleitungen ausgeführt werden, sind Schädigungen sehr unwahrscheinlich.

Übungen am Boden

Wenn es Ihnen anfangs zu schwer fällt, sich auf den Boden zu begeben, *dann versuchen Sie es bitte trotzdem!* Nur wenn Sie es gar nicht können, führen Sie die Übung stattdessen auf dem Bett durch. Das Wichtigste dabei: Versuchen Sie es immer wieder und lassen Sie sich nicht helfen. Nutzen Sie einen Stuhl oder Ähnliches, um sich abzustützen, oder probieren Sie eine andere Körperposition aus. Sie werden überrascht sein, wie schnell Ihr Körper es Ihnen zunehmend möglich macht – das nennt man Training. ☺

SICH SELBST SICHER UND EFFIZIENT BEHANDELN

Führen Sie alle Übungen bitte genau so aus, wie sie beschrieben sind. Üben Sie langsam und bewusst und nur, wenn Sie sich wach und geistig klar fühlen. Achten Sie darauf, dass die Intensität nicht zu hoch ist, wodurch Sie unterbewusst gegenspannen müssten. Neben dem ausgelösten Dehnungs- oder Druckschmerz kann auch ein Unwohlsein körperlicher oder geistiger Art aufkommen (Schwindel, es wird einem schlecht …). Versuchen Sie, stets in der Effizienz-Zone zu bleiben.

SO GESTALTEN SIE IHR ÜBUNGSPROGRAMM

Wie Sie erfahren haben, bieten wir Ihnen zur Selbstbehandlung 3 Techniken an. Wir möchten hier kurz zusammenfassen, was sie jeweils erfüllen, damit Sie Ihre persönliche Vorgehensweise fundiert auswählen können.

Die 3 Techniken der Selbstbehandlung

- Die **Liebscher & Bracht Übungen®** können Ihnen leichter oder schwerer fallen. Das hängt von Ihrem Zustand ab und davon, inwiefern Sie es gewohnt sind, Ihren Körper auf diese Weise anzusteuern. Letztlich aber sind diese Übungen das Wichtigste auf Ihrem Weg zur lebenslangen Schmerzfreiheit. Wir empfehlen Ihnen daher, sie von Anfang an zu üben. Bitte stellen Sie dabei keine zu hohen Anforderungen an sich. Es ist viel besser, eine Übung zumindest im Ansatz zu versuchen, auch wenn Sie sie zu Beginn vielleicht kaum ausführen können, weil Sie gar nicht in die verlangte Körperhaltung kommen. Bitte sagen Sie niemals: »Das kann ich nicht.« Eine zulässige Aussage wäre: »Heute kann ich das noch nicht, morgen aber besser – wenn auch vielleicht nur ein winziges Stück.« Ihr Körper reagiert mit der Zeit, denn es ist erwiesen, dass er sich bis ins allerhöchste Alter anpassen kann.[101,102,103] Durch Übungen programmieren Sie im Gehirn neue Bewegungsprogramme und Ihr Bewegungssystem kann immer besser funktionieren.

- Die **Faszien-Rollmassage** ist wahrscheinlich die Selbsthilfetechnik, die Sie am leichtesten erlernen. Sie werden bei der Anwendung merken, dass Sie sich in den gerollten Bereichen immer wohler fühlen. Alles fühlt sich leichter an und Ihre Beweglichkeit kann steigen. Wenn Sie die Rollmassage regelmäßig anwenden, können Sie feststellen, dass die Empfindlichkeit gestresster Muskeln nachlässt und dass Sie Ihre Liebscher & Bracht Übungen® besser absolvieren können. Die Schmerzlinderung, die Sie mit der Faszien-Rollmassage durch einen gewissen Zeiteinsatz erreichen, können Sie bei der Osteopressur in deutlich kürzerer Zeit bewirken. Dafür haben Sie beim Faszienrollen den zusätzlichen Effekt der Stoffwechselverbesserung (siehe Seite 101).
- Mit der **Osteopressur** können Sie sich bei akuten Schmerzen relativ schnell helfen. Der Lernaufwand ist aber höher als bei den anderen Techniken, da das Drücken umso besser hilft, je besser Sie die Punkte treffen. Aber es lohnt sich, auch wenn es an-

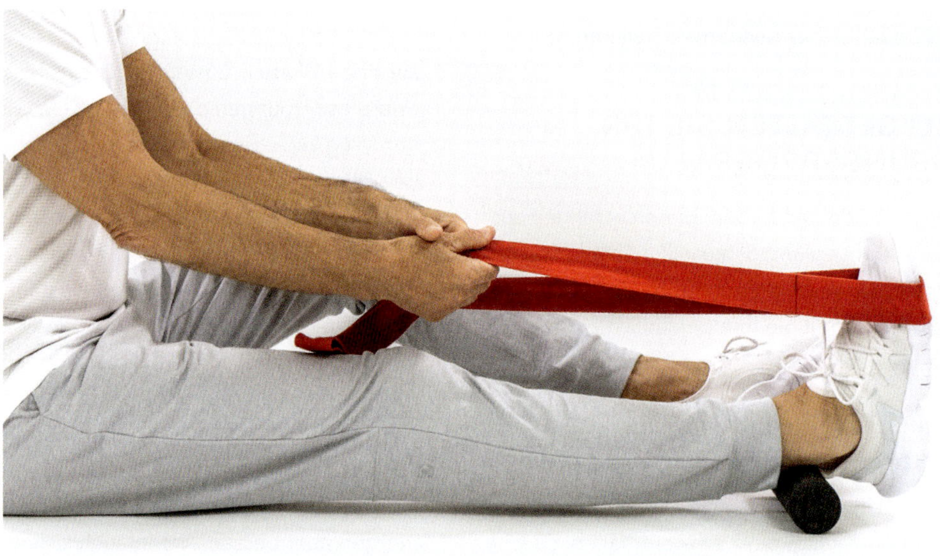

Hilfsmittel wie eine Schlaufe und Faszienrollen erleichtern die Dehn- und Kräftigungsübungen.

fangs vielleicht nicht gleich klappt. Wenn Sie die Punkte mit der Zeit genauer treffen, haben Sie eine mögliche Akuttherapie für Ihre Knieschmerzen zur Hand. Und Sie kommen anschließend besser in Ihre Übungen hinein, weil Sie entspannter sind und bei wiederholter Anwendung immer beweglicher werden können.

Wenn es Ihnen zeitlich möglich ist, empfehlen wir Ihnen, alle 3 Techniken zu nutzen. Dadurch entwickelt sich in der Regel eine solche Positivspirale, dass sich die meisten Knieschmerzen nicht lange werden halten können. Im Grunde müssen Sie dafür nur sehr wenig zusätzliche Zeit investieren – und dann konsequent dranbleiben. Damit Ihnen das leichtfällt, machen wir Ihnen hier ein paar über viele Jahre erprobte und bewährte Vorschläge.

Ihr persönlicher Trainingsplan

Um sich Ihren individuellen Trainingsplan zu erstellen, gehen Sie bitte wie folgt vor:

- Nehmen Sie sich einige Tage Zeit, um zunächst sämtliche Liebscher & Bracht Übungen®, Faszien-Rollmassagen und Osteopressuren in allen Varianten einmal auszuprobieren.
- Fühlen Sie in sich hinein und notieren Sie jedes Mal, wie leicht es Ihnen fiel, wie hoch der dabei ausgelöste Übungs-, Roll- oder Druckschmerz war – und ob Sie das Gefühl hatten, dass Ihr Knie genau das dringend braucht, weil die Beweglichkeit höher wurde, der Schmerz geringer und es sich hinterher irgendwie besser anfühlte.
- Stellen Sie sich zum Start ein Programm zusammen, das die Übungen und Techniken enthält, die Ihnen am leichtesten fallen und die zugleich gut wirken, die eine hohe Schmerzintensität auslösen und von denen Sie denken, dass das genau die richtigen für Ihr Knie sind.
- Wenn möglich, koppeln Sie die Dehnübungen an Ihre Morgenroutine (siehe Seite 54) und machen Sie diese an 6 Tagen in der Woche. Das Drücken und die Faszien-Rollmassage koppeln Sie an Ihre Abendroutine und wechseln täglich, sodass Sie 3-mal pro Woche drücken und 3-mal rollen.
- Natürlich können Sie sich das Üben auch völlig anders einteilen, Hauptsache, Sie praktizieren regelmäßig.
- Beginnen Sie lieber mit einem kleineren Programm, das Sie höchstwahrscheinlich eher »durchhalten«, als wenn Sie sich zu viel vornehmen. Erweitern Sie es erst, wenn sich Routine eingestellt hat.
- Reduzieren Sie das Programm, wenn Sie merken, dass es aktuell noch zu umfangreich für Sie ist, Sie zu viel Zeit oder auch Kraft kostet.
- Wechseln Sie immer mal wieder Übungen oder Techniken aus und vergleichen Sie die Ergebnisse.
- Je beweglicher Sie werden, desto mehr Varianten können Sie probieren, die körperlich anspruchsvoller sind. Hören Sie

in sich hinein, ob sie eine höhere oder geringere Wirkung haben, und entscheiden Sie entsprechend.

- Wenn Sie bemerken, dass Sie lieber mehr Übungen und Techniken absolvieren würden, aber nicht genug Zeit haben, dann teilen Sie die Übungen in 2 Gruppen und absolvieren Sie die eine Gruppe immer montags, mittwochs und freitags und die andere immer dienstags, donnerstags und samstags.

ENTWICKELN SIE IHRE ROUTINE

Kennen Sie das Gefühl, sich morgens noch »eingerostet« zu fühlen und schon Spannungen oder Schmerzen zu spüren? Das ist Ihr Anlass, direkt Ihre Viertelstunde zu üben. Anschließend genießen Sie, dass Sie sich viel freier und beweglicher fühlen.
Kennen Sie das Gefühl, am Abend nach einem langen Tag mit Arbeit und Anstrengung schwer, schlapp und leer zu sein? Das ist Ihr Anlass, sich zu rollen oder zu drücken – sich Gutes zu tun. Ihr Abend wird viel leichter und angenehmer und Ihren Schlaf werden Sie genießen können.
Und wie gelingt das jeden Tag? Das Zauberwort heißt Routine. Dazu ein Tipp: Schaffen Sie keine neue Routine, sondern erweitern Sie eine, die Sie sowieso schon länger praktizieren – oft ohne sich dessen bewusst zu sein. Was meinen wir damit?

MORGENS DIE ÜBUNGEN

Fangen wir am Morgen an. Wir raten Ihnen dringend, das Wichtigste, nämlich unsere Liebscher & Bracht Übungen®, am frühen Morgen beziehungsweise möglichst rasch nach dem Aufstehen abzuhaken. Warum? Weil Sie vermutlich wie die meisten Menschen am Morgen einer vorgegebenen Routine folgen: Nach dem Aufstehen gehen Sie ins Bad. Hängen Sie also Ihre 10 bis 15 Minuten kurze Übungszeit an Ihren Toilettengang, ans Zähneputzen dran. Egal, was Sie kurz nach dem Aufstehen tun, kombinieren Sie es mit der Übungssession. Wenn Sie Ihre schon bestehenden Routinen auf diese Art nutzen,

PROBIEREN SIE ES AUS!

Seit Jahrzehnten besprechen wir mit Patienten, die sich mit dem Üben schwertun, warum sie ihre Übungen nicht machen. Wir motivieren sie, beschwören sie … Doch das allein bringt nichts. Aber am Morgen die Übungen an eine bestehende Routine anzuhängen und am Abend das Rollen und Drücken mit einer starken Routine – und das ist für die meisten das Fernsehen – zu verknüpfen, hat sich wirklich bewährt. Probieren Sie es aus und setzen Sie Ihre ganze Willenskraft ein, bis es Ihnen nach 2, 3 Wochen sehr viel leichter fällt.

dann wird es schnell normal, die Übungen zuverlässig einzubauen.
Früh am Morgen ist zudem die Wahrscheinlichkeit groß, dass nichts passiert, was Sie vom Üben abhält. Wir empfehlen daher auch, das Smartphone ausgeschaltet zu lassen – wenn das in Ihrer persönlichen Lebenssituation möglich ist –, bis die Übungen absolviert sind. Erhalten Sie sich die morgendliche Ruhe, damit Ihr Tag unbelastet und ungestört beginnen kann.

> Sie haben morgens beim besten Willen keine Zeit, unmöglich?! Hier unser ultimativer Tipp, dieses Problem für **immer** zu lösen: Stellen Sie Ihren Wecker 15 Minuten früher. ☺

ABENDS DIE MASSAGEN

Da die Zeit am Morgen erfahrungsgemäß bei den meisten Menschen sehr begrenzt ist, schlagen wir vor, die Faszien-Rollmassage und auch die Osteopressur vielleicht abwechselnd am Abend zu absolvieren.
Was machen die meisten am Abend nach dem Abendessen? Richtig, sie schauen fern, einen Film, was auch immer. Natürlich wäre es am besten, sich bei der Faszien-Rollmassage und ebenso bei der Osteopressur auf ebendiese zu konzentrieren. Wenn Sie das möchten, dann ersetzen Sie das Fernsehen durch eine der beiden Techniken. Aber viel, viel besser, als den Abend völlig passiv im Fernsehsessel oder auf der Couch zu verbringen, ist es in jedem Fall, sich während des Spielfilms oder der Nachrichten zu rollen oder zu drücken.
Falls Sie noch keinen gemütlichen Teppich im Wohnzimmer haben, empfehlen wir Ihnen, sich einen zuzulegen. Denn auch ohne zu rollen oder zu drücken, ist das Sitzen auf dem Boden vielleicht zunächst ungewohnt, aber ungleich gesünder. Warum? Weil es Ihnen alle paar Minuten unbequem wird und Sie die Position wechseln müssen. Auf diese Weise können Sie völlig ohne Zeitstress, ohne zusätzliche Zeit zu investieren, ganz in Ruhe rollen oder drücken, vielleicht sogar beides.

EINMAL PRO WOCHE PAUSE

Machen Sie einen Tag Pause in Ihrem Übungsprogramm, damit der Körper »aufholen« kann, was er bei dem durch die Selbsthilfetechniken ausgelösten Umbau, der Renovierung oder der Regeneration eventuell noch nicht geschafft hat.
Auch wenn Sie merken, dass Sie zu viel getan haben, eine Abneigung entwickeln und spüren, dass es Ihnen immer schwerer fällt und Sie sich zwingen müssen, die Übungen zu machen, dann hören Sie auf Ihren Körper. Oft sind das Anzeichen dafür, dass er mehr Zeit haben möchte, sich an all die Reize, die Sie gesetzt haben, anzupassen. Sie müssen dann nicht unbedingt aussetzen, aber fahren Sie Ihr Programm herunter, bis Sie spüren, dass die Dosis wieder passt.

WARUM WIR SPEZIELLE HILFSMITTEL EMPFEHLEN

Damit Sie Ihre Schmerzfreiheit selbst »in die Hand nehmen« und sich dabei so zielsicher und effizient wie möglich selbst therapieren können, haben wir einige Hilfsmittel entwickelt.

Diese Hilfsmittel sind – wie die Schmerztherapie – das Ergebnis 35-jähriger Entwicklung und optimal auf unsere bewährten Vorgehensweisen abgestimmt. Sie ermöglichen es Ihnen, die 3 zur Selbsttherapie gehörenden Techniken optimal auszuführen, um die höchste Wirkung zu erreichen. Denn unser Ziel ist es, dass sich alle Menschen frei, unabhängig und eigenverantwortlich bei Schmerzen helfen können, und genau dafür sind unsere Hilfsmittel gemacht.

Sie haben keine entsprechenden Hilfsmittel zu Hause? Keine Sorge, wir beschreiben auf Seite 58 ausführlich, welche Alltagsgegenstände Sie alternativ einsetzen können, wenn Sie das möchten.

- Die **Übungsschlaufe** und der **Knieretter** unterstützen Sie bei den Dehn- und Kräftigungsübungen. Das Wichtigste beim Training ist, die exakte Position einzunehmen und zu halten. Die Übungsschlaufe hilft dabei, indem sie Ihre Arme »verlängert«, und erleichtert somit das integrierte Krafttraining. Der Knieretter vereinfacht das Üben, intensiviert die Dehnung und ermöglicht es, beidbeinig zu trainieren oder die Intensität für ein Bein gezielt zu erhöhen. Eine Trittschlaufe sorgt dabei für guten Halt.
- Spezielle **Faszienrollen und -kugeln** entspannen die muskulär-faszialen Gewebe und erleichtern so das Üben deutlich. Außerdem sorgen sie für einen Anschub des Stoffwechsels. Dieser ist gerade im Anfangsstadium der Therapie ein wichtiges Mittel, um die im Knie und den umliegenden Geweben angesammelten Stoffwechselabfälle abzutransportieren und die Zellversorgung mit Nährstoffen zu verbessern. Je regelmäßiger das Rollen praktiziert wird, desto freier werden Ihre Bewegungen und Sie können den Stoffwechsel auf einem optimalen Niveau halten. Gerade für ältere Menschen ist die Faszien-Rollmassage im Bereich der Beine wichtig, um den Stoffwechsel in diesem Körperbereich zu fördern und aufrechtzuerhalten (siehe Seite 102).

Die von uns entwickelten Faszienrollen und -kugeln haben viele Vorteile:

- Die Medi-Rolle hat einen deutlich kleineren Durchmesser als viele herkömmliche

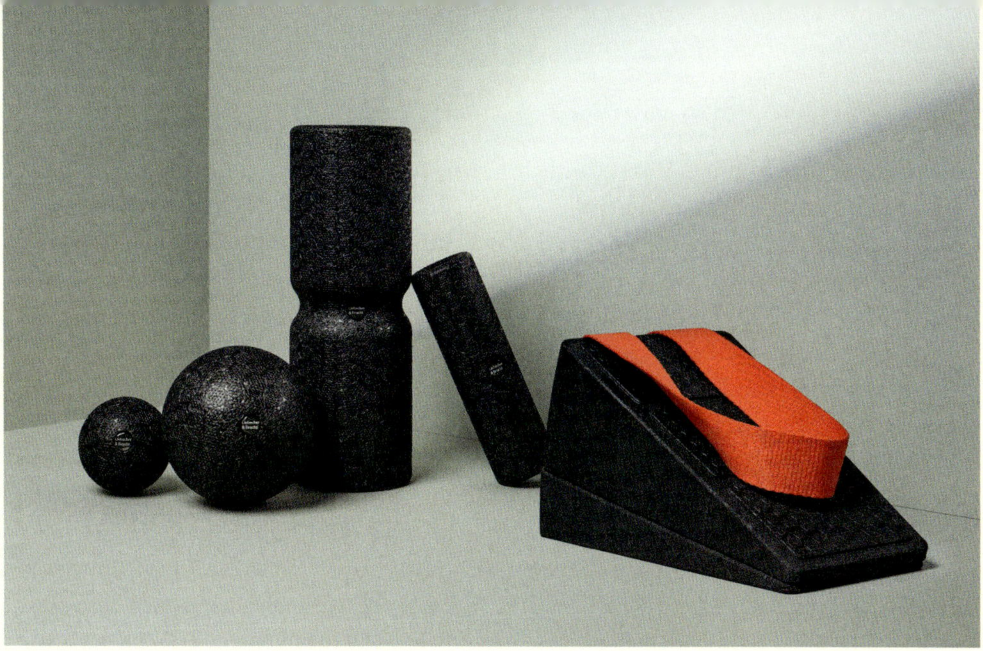

Die Faszienkugeln und -rollen sowie der Knieretter können Ihre Therapie unterstützen.

Rollen. Ihre umlaufende Vertiefung macht es Schmerzpatienten möglich, in Bereichen hoher Empfindlichkeit effektiven Druck aufzubauen. Weil die Rolle an der Oberfläche fester ist und im Untergrund zunächst weicher und dann wieder fester wird, erzielt sie oft wirksame Ergebnisse.

- Die Mini-Rolle ist insgesamt deutlich fester als die Medi-Rolle und dadurch in der Lage, die Faszie beispielsweise an der Fußsohle bestmöglich »auszudrücken«, ohne die Knochenhaut der empfindlichen Fußknöchelchen zu sehr zu reizen.
- Die Medi-Kugel und die Mini-Kugel sind mit ihren Durchmessern für wichtige Bereiche des Kopfes und des Beckens optimiert.
- Mit den **Drückern** (nicht abgebildet) führen Sie die Osteopressur aus und entspannen damit die Muskeln, deren Überspannung oft für Knieschmerzen verantwortlich ist. Da die Fingerkraft meist nicht ausreicht und bestimmte Stellen nur schwer erreichbar wären, haben wir ein spezielles Drücker-Set entwickelt. Es besteht aus einem runden Griffstück für die Hand (in den folgenden Anleitungen »Kugelgriff« genannt), einem Kegel, der an die Wand gelehnt oder auf den Boden gestellt werden kann (»Kegelhalter«), sowie verschiedenen Aufsätzen. Diese Aufsätze haben unterschiedliche Formen (Spitze, Rundspitze, Flachspitze) für alle Ecken und Winkel Ihres Körpers und sind in 3

Festigkeiten (weich, mittel, hart) erhältlich. Mit diesen Varianten stehen Ihnen alle Hilfsmittel zur Verfügung, die Sie für die Osteopressur benötigen.

- Die **Schmerzfrei-Nährstoff-Kombi** (nicht abgebildet) besteht aus 3 sich gegenseitig verstärkenden Bestandteilen. Sie unterstützen die Muskelfunktion, tragen zu einer normalen Kollagenbildung für eine normale Knorpelfunktion bei, können die Mikronährstoffspeicher auffüllen und den Stoffwechsel unterstützen (siehe Seite 45).

Wenn Sie im Rahmen unserer Therapie bestmögliche Ergebnisse erzielen möchten, nutzen Sie die Vorteile, die Ihnen diese Hilfsmittel verschaffen können und für die sie entwickelt wurden.

ALTERNATIVEN AUS DEM ALLTAG

Natürlich können Sie sich auch mit Alternativen behelfen. Das kostet Sie ein wenig Zeit, das Üben ist etwas umständlicher und eventuell nicht ganz so wirksam wie mit den Originalen. Probieren Sie es einfach selbst aus.

- Statt der Schlaufe können Sie einen Gürtel oder ein (Hand-)Tuch nutzen.
- Als Ersatz für den Knieretter können Bücher oder Treppenstufen dienen.
- Statt der Maxi-Rolle können Sie eine flexible, festere Pappe auf etwa 12 cm Durchmesser zusammenrollen, wenn nötig noch ausreichend weichen Stoff darüberziehen und alles mit breitem Klebeband fixieren. Versuchen Sie, wenn möglich, in der Mitte eine Vertiefung zu integrieren, um beim Rollen die empfindlichen Dornfortsätze Ihrer Wirbelsäule zu schonen. Hinweis: Viele herkömmliche Faszienrollen wurden nicht speziell für die Schmerztherapie entwickelt und eignen sich daher eher nicht.
- Statt der Medi-Rolle können Sie eine mit Wasser gefüllte 1,5-Liter-Plastikflasche verwenden. Achten Sie auch hier auf eine umlaufende Rille.
- Statt der Mini-Rolle können Sie sich mit einer entsprechend abgesägten Holzstange oder einer schmalen länglichen Spraydose behelfen, die mit einem Tuch oder sonstigem Material umwickelt ist, das die Härte ausreichend abpolstert. Herkömmliche Faszienrollen sollten Sie nur verwenden, wenn diese nicht zu hart sind.
- Statt der Kugel-Rolle können Sie einen American Football verwenden. Bitte so viel Luft rauslassen, dass die Oberfläche etwas nachgiebig wird.
- Für die Medi-Kugel und die Mini-Kugel eignen sich als Ersatz entsprechend große Bälle aus dem Kinderzimmer oder aus Ihrem Sportbedarf, die aber unbedingt eine etwas nachgiebige Oberfläche haben sollten, weswegen wir von Golfbällen und Ähnlichem abraten.
- Als Drücker können Sie weichere Gummiteile aus Küche und Kinderzimmer sowie Hundespielzeug verwenden. Gut geeignet sind auch große Weinkorken, die sich entsprechend in Form schneiden lassen.

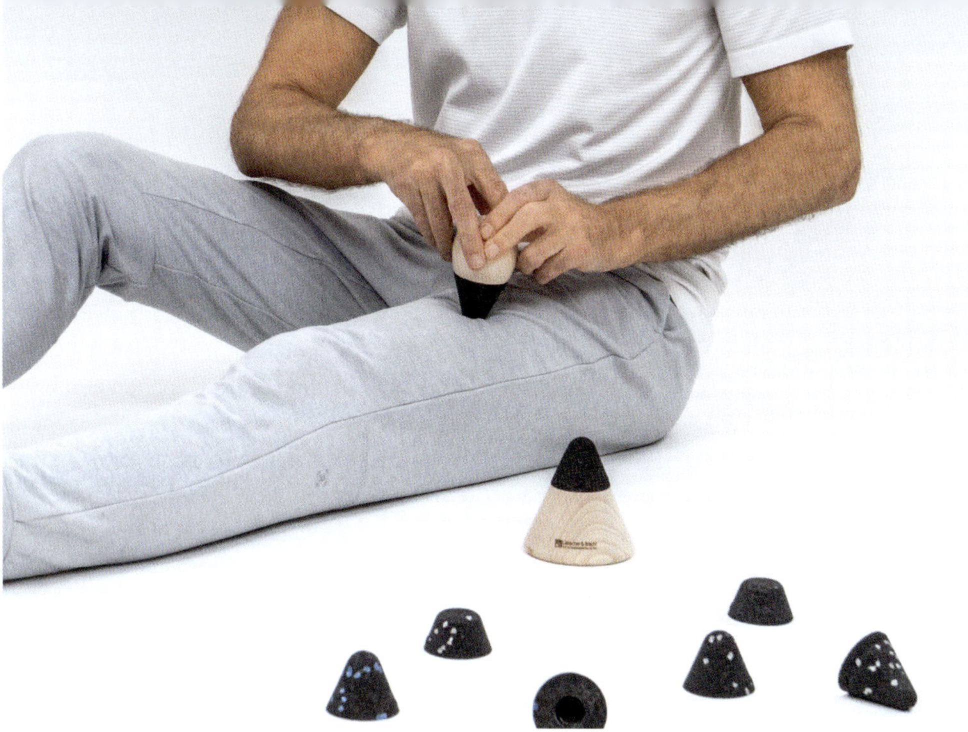

OSTEOPRESSUR GEGEN KNIESCHMERZEN

Osteopressur ist eine mögliche Akutmaßnahme zur Selbsthilfe gegen Schmerzen (siehe Seite 38). Bei der Osteopressur drücken Sie so wie unsere zertifizierten Therapeuten auf genau vorgegebene Punkte am Körper und erreichen damit, dass Ihre Knieschmerzen – wenn Sie exakt genug treffen – im Minuteneffekt deutlich reduziert werden oder sogar ganz verschwinden können. Meist stellen Sie nach dem Drücken auch fest, dass Sie sich viel leichter fühlen, besser laufen können, Ihre Beine besser spüren oder besser ansteuern können. Damit Sie die Bereiche genügend stark drücken können, ohne die Stellen zu überreizen, haben wir für Sie als Laien unser Schmerzfrei-Drücker-Set entwickelt. Es ist so konzipiert, dass Sie Ihre Armkraft statt der viel schwächeren Finger- oder Handkraft nutzen und auch die viel stärkere Schwerkraft mithilfe von Wand oder Boden einsetzen können.

SCHNELLE HILFE BEI BESCHWERDEN MÖGLICH

Mit unserer Osteopressur können Sie bestimmte Rezeptoren an der Knochenhaut beeinflussen, um die Spannung Ihrer Muskeln zu regulieren. Dieses Verfahren nutzt einige Mechanismen der sogenannten Periostmassage, die sich seit Jahrzehnten immer weiterentwickelt hat und Bestandteil der Ausbildung von Physiotherapeuten und Masseuren ist. Bei dieser Druckmassage wird die Knochenhaut an geeigneten Stellen massiert[104], um Schmerzen zu lindern.[105]

Bei unserer Osteopressur beeinflussen wir die Schmerzen mit reguliertem Druck an genau definierten Knochenpunkten, denn dort liegen wichtige Rezeptoren. Wir gehen davon aus, dass Folgendes passiert:

Wenn die Rezeptoren Druck wahrnehmen, leiten sie ein Signal ans Gehirn weiter, wo die Spannung der Muskeln reguliert wird. Dort können sie einen »Reset« hervorrufen, wie bei einem Computer, den wir neu starten. Dadurch regelt sich die Spannung der Muskeln herunter, wenn sie zu hoch ist, und hinauf, wenn sie zu niedrig ist. Dies entspricht den Muskelspannungen, bei denen die Gelenke ihre Funktion erfüllen können und keinerlei Verschleiß geschieht, der nicht repariert werden könnte. Der Alarmschmerz, der ja wegen einer Bedrohung Ihres Knies geschaltet wurde, verschwindet also, es fühlt sich viel leichter an und auch Ihre Beweglichkeit nimmt zu. Bei den meisten unserer Patienten ist der Schmerz dadurch stark reduziert oder sogar ganz verschwunden. Mithilfe der Liebscher & Bracht Übungen® können Sie anschließend Ihre Chancen erhöhen, dass Sie dauerhaft schmerzfrei bleiben.

BITTE BEACHTEN SIE:

Wir zeigen die Osteopressur für das linke *oder* das rechte Knie. Möchten Sie das Knie der anderen Seite behandeln, übertragen Sie die Anleitung einfach auf diese Seite.

Das Besondere an der Osteopressur

Die meisten Teilnehmer bei unseren Ausbildungen (Ärzte, Physiotherapeuten u. v. m.) sind sich einig, dass die Osteopressur den bis dahin von ihnen angewendeten schmerztherapeutischen Verfahren in vielen Bereichen überlegen ist.

Wie sich der Effekt erklären lässt, möchten wir noch genauer verstehen. Daher haben wir auch in diesem Bereich mit der selbstständigen Forschung begonnen. Die bisherigen Ergebnisse sowie die uns vorliegenden Informationen und jahrelange praktische Erfahrungen lassen uns über die Wirkung der Osteopressur jedoch schon jetzt sicher sein.

DIE OSTEOPRESSUR ALS TEIL IHRER EIGENEN SCHMERZTHERAPIE

Damit auch Sie als Laie die von uns entwickelte Osteopressur bei Knieschmerzen lernen können, finden Sie auf den folgenden Seiten 7 Punkte zur Schmerzbehandlung. Einige befinden sich knapp unter der Haut, sodass Sie den Knochen beim Drücken gut fühlen können. Andere sind schwieriger zu ertasten, denn sie liegen unter einigen Zentimetern Muskel- und Fettgewebe.

Die Osteopressur klappt trotzdem, wenn Sie kräftig genug drücken. Schließlich wird dabei ja auch das dazwischenliegende Gewebe immer mehr zusammengedrückt. Dadurch verdichtet es sich zunehmend und gibt den Druck an die tiefer liegenden Gewebeschichten weiter, bis er schließlich beim Knochen ankommt.

Die schmerzlindernde Wirkung der Osteopressur hält unterschiedlich lange an, es können Stunden, Wochen oder gar Monate sein. Das hängt davon ab, wie stark die zu hohen Spannungen »im System hinterlegt« sind und wie hoch der muskulär-fasziale Anteil an Ihren Schmerzen ist.

Um diesen Effekt auszulösen, reicht oft eine Behandlung aus. Ist der Schmerz danach verschwunden oder deutlich gemindert – meist auf keinen oder einen Restschmerz von 0 bis 30 Prozent der Beschwerden vor der Behandlung –, deutet viel darauf hin, dass die übermäßige muskulär-fasziale Spannung eine Ursache der Schmerzen war.

Anschließend muss dieser Zustand dauerhaft »im Körper eingebaut« werden: Einige weitere Behandlungen löschen wiederholt die zu hohen Spannungen der Muskeln. 2 bis 5 Übungen sorgen dafür, dass sich neue muskuläre Ansteuerungsprogramme im Gehirn bilden, durch die sich die Spannungen normalisieren.

Mit den passenden Liebscher & Bracht Übungen® ist es möglich, das Kniegelenk dauerhaft schmerzfrei zu halten und so die Beanspruchung und Versorgung der Knorpel und Menisken zu unterstützen, damit sie sich unter den richtigen Bedingungen so gut es geht regenerieren können. Wenn die Übungen regelmäßig fortgesetzt werden, bleiben unsere Patienten meist dauerhaft schmerzfrei und der zu hohe Verschleiß kann gestoppt werden. Mit dieser Vorgehensweise können

DAS BRAUCHEN SIE FÜRS DRÜCKEN

- 10 bis 15 Minuten Zeit und Ruhe, je nach den Bereichen, die Sie drücken möchten.
- Einen Platz auf einer weichen Unterlage (Matte, Teppich, Decke), eine Wand, an die Sie sich lehnen können, und einen Stuhl oder ein anderes Sitzmöbel.
- Ihr Schmerzfrei-Drücker-Set oder ein alternatives Hilfsmittel, wie ab Seite 56 beschrieben.

Sie sich auf natürliche Weise von Ihren Knieschmerzen befreien.

SO WENDEN SIE DIE OSTEOPRESSUR AN

- Suchen Sie sorgfältig den Punkt, die Linie oder die Fläche, die Sie mit Druck versehen möchten. Sie erkennen den Bereich daran, dass er schmerzt, wenn Sie draufdrücken. Je größer Ihr Problem ist, desto empfindlicher sind diese Stellen. Das kann so weit gehen, dass schon die Haut darüber so empfindlich ist, dass Sie nur sehr wenig Druck aushalten und die Intensität gemäß unserer Orientierungshilfen zu hoch ist (siehe Seite 49). Sie müssen also bei solchen sehr hohen Empfindlichkeiten ganz langsam und vorsichtig vorgehen. Es ist nicht so, dass ein bestimmter Druck nötig ist, um den therapeutischen Effekt zu erreichen. Ausschlaggebend ist nur, dass Sie einen Behandlungsschmerz erzeugen, der möglichst intensiv, aber dennoch gut zu ertragen ist. Dabei sollten Sie innerlich nicht gegenspannen.
- Der Behandlungsschmerz tut weh, aber seine Qualität ist eher trocken, klar, objektiv und funktionell. Er ist nicht heiß, quälend, stechend, zuckend, pulsierend, pochend oder belästigend. Natürlich ist das auch immer abhängig von der Intensität. Ist die Intensität zu hoch, wird jeder Schmerz quälend und belästigend. Wenn Sie vorsichtig beginnen zu drücken, werden Sie immer besser spüren und nachvollziehen können, was wir meinen.
- Wenn der Schmerz pochend ist oder Sie Puls spüren, sind Sie auf oder in der Nähe eines Gefäßes und müssen die Stelle so lange wechseln, bis das Pochende und Pulsierende nicht mehr zu spüren ist. Deswegen suchen und spüren Sie den Punkt erst mit den Fingern und setzen dann, wenn Sie sicher sind, den Drücker mit der passenden Spitze auf. Wenn Sie unsicher sind, lassen Sie diesen Punkt einfach aus – die restlichen erzeugen meist noch genügend Gesamtwirkung.
- Beginnen Sie immer vorsichtig mit leichtem Druck und einem möglichst weichen Drückeraufsatz. Wechseln Sie erst zu festeren Aufsätzen, die Sie bei Bedarf extra bestellen können, wenn Sie den betreffenden Punkt »kennengelernt« haben und diese brauchen, um eine effektive Intensität auszulösen.

GEDULD!

Seien Sie geduldig mit sich und den Ergebnissen der Osteopressur. Ihre Wirksamkeit hängt natürlich auch davon ab, wie genau Sie die Bereiche finden und mit geeignetem Druck versehen. Bei Bedarf suchen Sie einen unserer zertifizierten Therapeuten auf und lassen sich die Punkte erklären (siehe Seite 10).

- Beginnen Sie mit dem Punkt, der in der Anleitung (ab Seite 64) angegeben ist. Handelt es sich um eine Fläche oder um eine Linie, dann suchen Sie zunächst den empfindlichsten Punkt darauf und beginnen bei diesem.
- Wenn Sie eine effektive Intensität ausgelöst haben, halten Sie die Druckstärke stabil und warten. In den meisten Fällen wird der empfundene Schmerz mehr oder weniger schnell geringer und sinkt deutlich. Das dauert etwa 20 bis 40 Sekunden.
- Dann drücken Sie fester oder ändern den Winkel geringfügig. Bei Flächen oder Linien versuchen Sie, ob Sie in der direkten Umgebung höhere Empfindlichkeiten finden. Meist steigt der Behandlungsschmerz dann wieder auf ein effektives Niveau an.
- Dies wiederholen Sie 2- oder 3-mal, bis Sie merken, dass es immer schwieriger wird, noch eine deutliche Intensität auszulösen. Gibt der Punkt, die Linie oder die Fläche »nichts mehr her«, dann sind Sie in diesem Bereich fertig.
- Drücken Sie möglichst die Bereiche mit der höchsten Empfindlichkeit, denn diese betreffen die Muskeln, die den meisten Überlastungsstress haben. Sie müssen nicht alle 6 Bereiche drücken.
- Testen Sie die verschiedenen angebotenen Varianten, um zu fühlen, welche bei Ihnen am besten funktioniert. Wichtig ist nicht die Art der Variante, sondern dass Sie den Punkt gut treffen können.

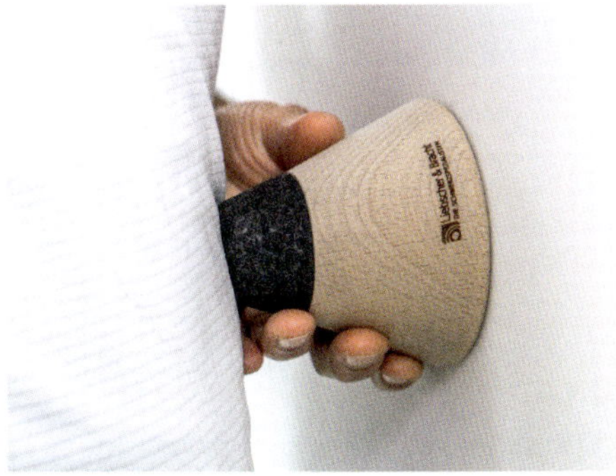

Mithilfe des Kegelhalters können Sie Ihr Gewicht und die Schwerkraft fürs intensivere Drücken nutzen.

- Bleiben Sie beim Drücken entspannt! Es gibt nämlich eine kleine Herausforderung bei der Osteopressur: Einerseits möchten Sie Spannungen herunterregeln, andererseits kann es sein, dass Sie bei bestimmten Punkten etwas Kraft zum Drücken aufbringen müssen. Wählen Sie deshalb immer die Variante, die Sie insgesamt am wenigsten anstrengt.
- Sie sollten sich nicht öfter als alle 1 bis 2 Tage drücken. Wenn Sie sich anfangs täglich drücken möchten, sollten Sie die Punkte wechseln. Wenn sich alles eingespielt hat, können Sie sich 2- bis 3-mal in der Woche drücken.
- Für Ihre Schmerzfreiheit brauchen Sie nur das Bein zu behandeln, dessen Knie wehtut. Wenn Sie möchten, können Sie aber auch die nicht betroffene Seite behandeln. Auch dieses Bein und Knie fühlt sich hinterher meist besser, freier und leichter an.

VORDERSEITE DER HÜFTE

Diesen Bereich können Sie an 2 Punkten drücken. Sie beeinflussen damit vor allem die Spannung an der Knieinnenseite und vorn.

PUNKT 1

- Der erste Osteopressurpunkt ist der Hüftstachel. Diese Knochenspitze kann man meist ziemlich leicht dort ertasten, wo das Geldtäschchen einer Jeans wäre.
- *In Rückenlage mit Kugelgriff und Rundspitze oder Spitze (alternativ ein passender Haushaltsgegenstand, siehe Seite 58):* Sobald Sie den Hüftstachel mit den Fingern der einen Hand ertastet haben, setzen Sie vorsichtig Ihr Hilfsmittel direkt am Knochen auf. Gehen Sie nicht unter den Knochen, denn da verläuft ein Nerv, der einer Fläche auf Ihrem vorderen Oberschenkel zugeordnet ist. Drücken Sie von vorn und innen unten kommend schräg nach hinten oben. (1)

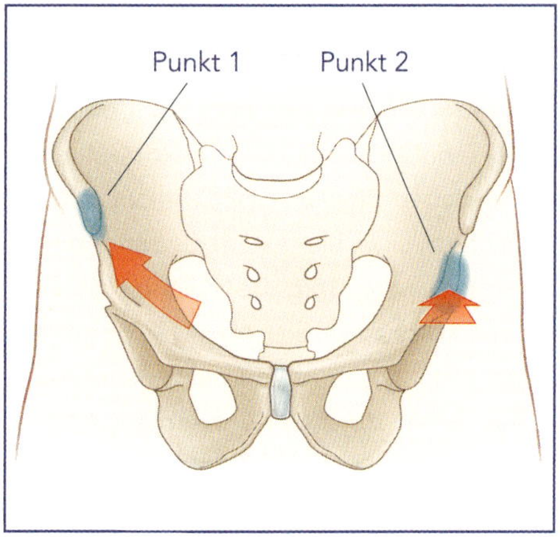

Punkt 1: Drücken Sie von vorn und innen unten kommend schräg nach hinten oben. Punkt 2: Drücken Sie senkrecht von vorn kommend.

1

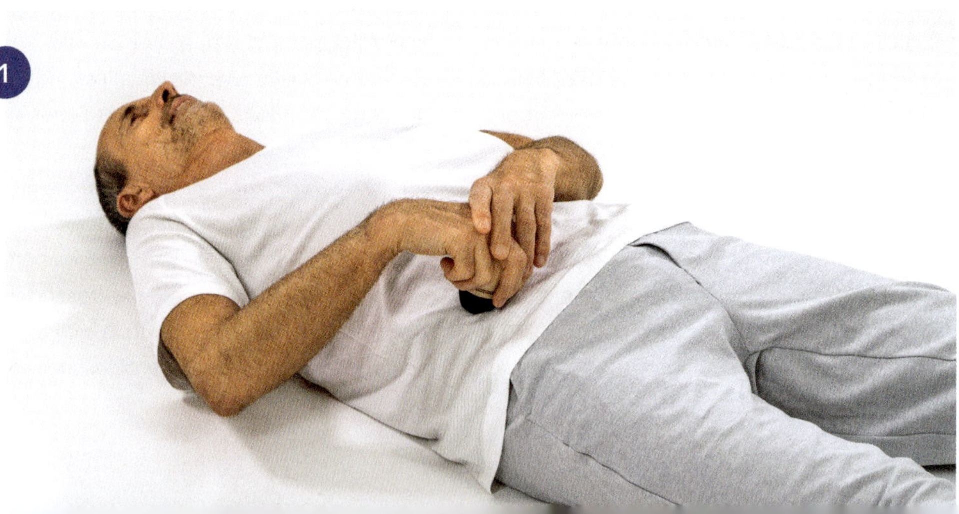

PUNKT 2 – GRUNDBEHANDLUNG

- Der andere Punkt liegt ein bisschen weiter in Richtung innerer Oberschenkel, etwas oberhalb der Leiste. Suchen Sie in diesem Bereich mit einer Hand eine empfindliche knöcherne Erhebung unter den Haut- und Gewebeschichten.
- *In Rückenlage mit Kugelgriff und Flachspitze:* Nehmen Sie den Drücker mit der anderen Hand und üben Sie Druck auf diesen Punkt aus. Drücken Sie senkrecht von vorn kommend. (2)

VARIANTE A

- *An der Wand stehend mit Kegelhalter und Flachspitze:* Halten Sie den Drücker so an die Wand, dass Sie Punkt 2 erreichen. Lehnen Sie sich dann vorsichtig dagegen.

VARIANTE B

- *In Bauchlage mit Kegelhalter und Flachspitze:* Platzieren Sie den Drücker so auf dem Boden, dass Sie Punkt 2 genau erreichen können. Legen Sie sich dann vorsichtig darauf.

A

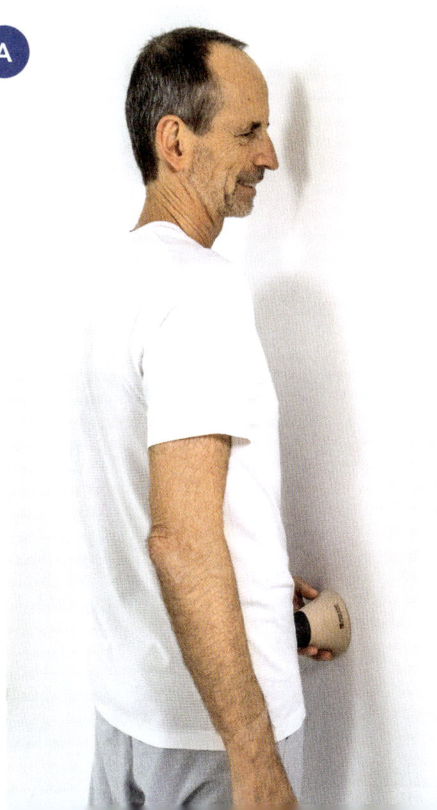

2

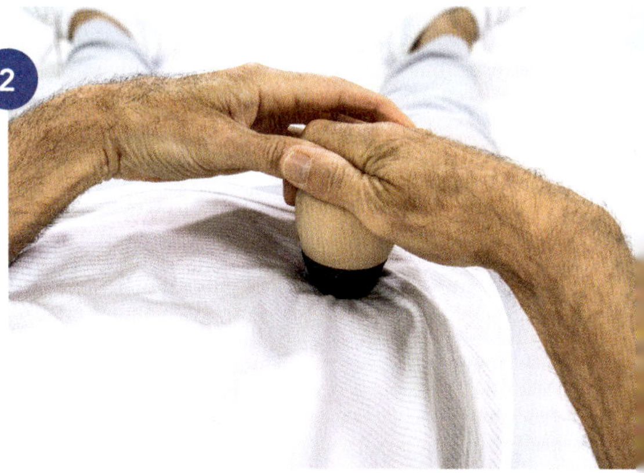

B

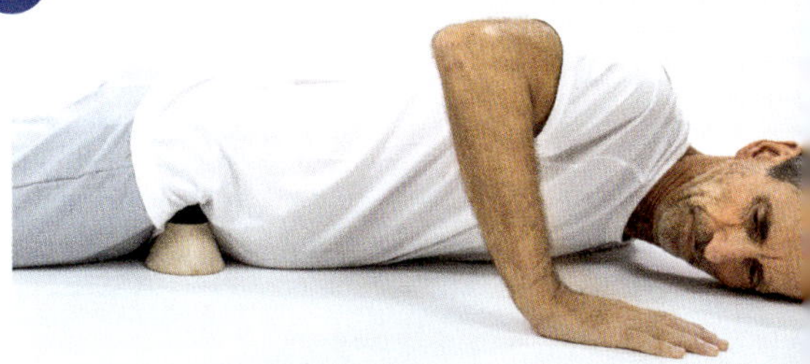

AUSSENSEITE DER HÜFTE

Dieser Punkt ist vor allem empfindlich, wenn Sie viel auf den Beinen sind. Er kann Schmerzen reduzieren, die oft mit Ischiasbeschwerden verwechselt werden.

GRUNDBEHANDLUNG

- Tasten Sie Ihren Hüftstachel und den oberen Rand des Beckens, der vom Hüftstachel zur Seite verläuft. Suchen Sie etwa 1 cm unter dem Beckenrand und 2 bis 3 cm vom Hüftstachel ausgehend nach hinten eine deutlich empfindliche Stelle.
- *Im Sitzen mit Kugelgriff und Rundspitze:* Drücken Sie von der Seite auf diese empfindliche Stelle. (1)

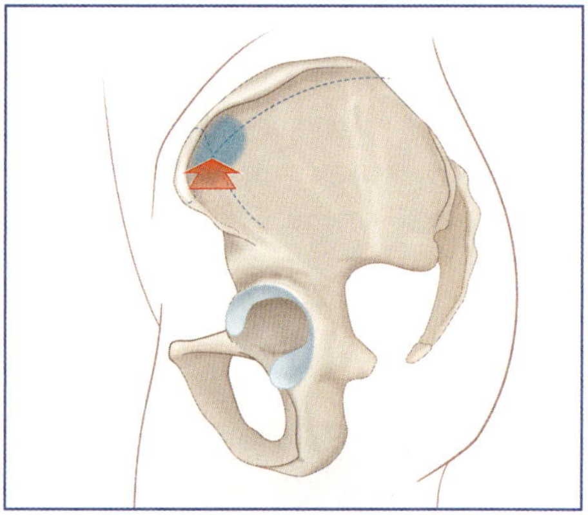

Drücken Sie vorsichtig genau von der Seite.

1

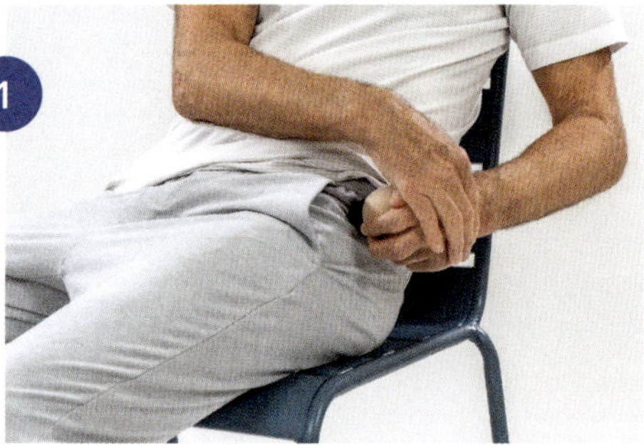

VARIANTE A

- *Im Stehen mit Kegelhalter und Rundspitze:* Platzieren Sie den Drücker in der richtigen Höhe an der Wand und lehnen Sie sich vorsichtig mit der Hüftseite dagegen.

VARIANTE B

- *In Seitenlage mit Kegelhalter und Rundspitze:* Stützen Sie sich auf dem Unterarm ab. Stellen Sie den Drücker auf den Boden und legen Sie sich vorsichtig so darauf, dass die richtige Stelle gedrückt wird.

B

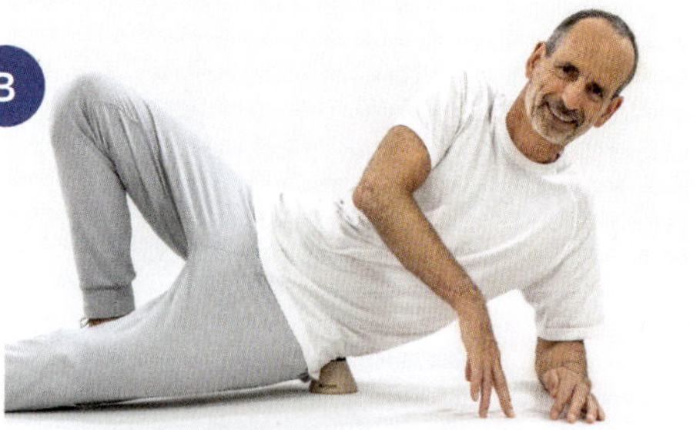

AUSSENSEITE DER OBERSCHENKEL

Dieser Punkt ist bei den meisten Menschen hochempfindlich. Mit ihm beeinflussen Sie vor allem Schmerzen, die an der Knieaußenseite zu spüren sind.

GRUNDBEHANDLUNG

- Messen Sie außen am Oberschenkel mit gespreizten Händen die Mitte zwischen Hüftstachel und Unterkante der Kniescheibe aus. Der Punkt liegt meist genau dort, wo die Seitennaht Ihrer Hose verläuft.
- *Im Sitzen mit Kugelgriff und Flach- oder Rundspitze (auch bei den Varianten):* Setzen Sie den Drücker auf und drücken Sie von der Seite gegen den Oberschenkel. (1)

VARIANTE A

- *An der Wand stehend mit Kegelhalter:* Halten Sie den Drücker an die Wand und lehnen Sie sich vorsichtig dagegen.

VARIANTE B

- *Im Seitstütz mit Kegelhalter:* Platzieren Sie den Drücker auf dem Boden, stützen Sie sich mit dem Unterarm und der zweiten Hand ab und senken Sie Ihren seitlichen Oberschenkel auf die Drückerspitze.

Drücken Sie auch hier achtsam genau von der Seite.

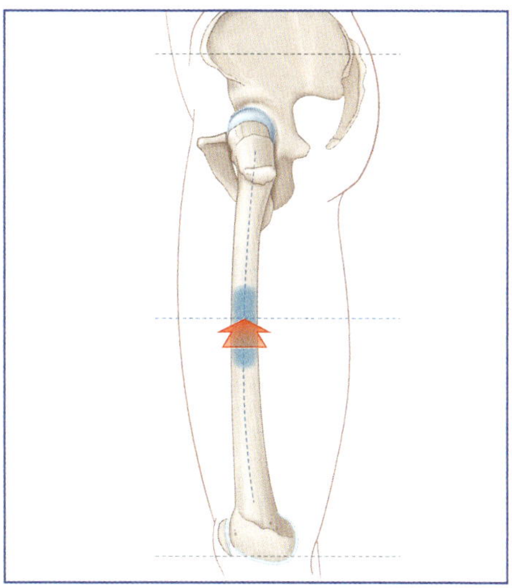

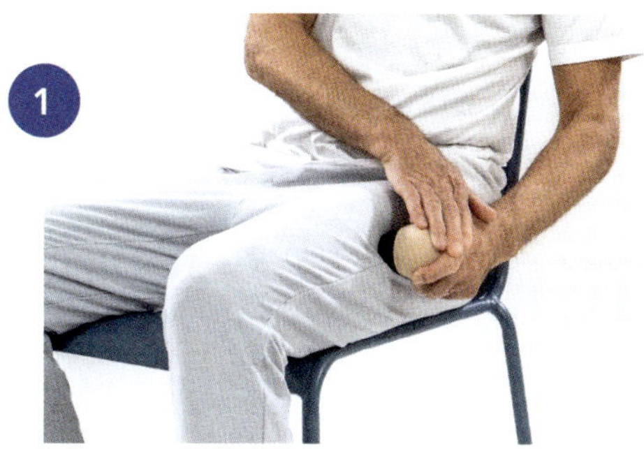

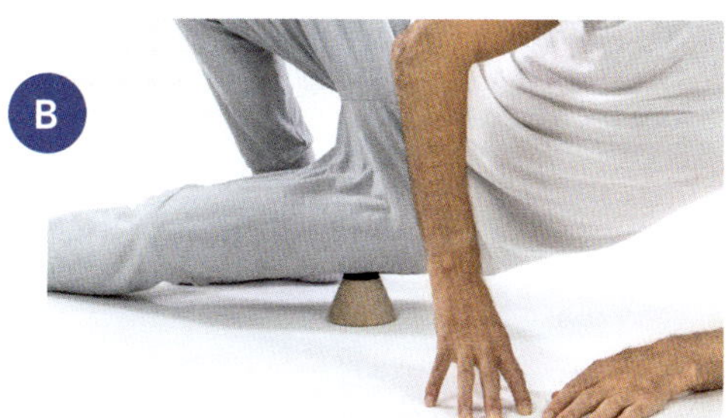

INNENSEITE DER KNIE

In diesem Fall drücken wir ausnahmsweise dort, wo der Schmerz auftritt. Knieschmerzen an diesem Punkt lassen sich oft relativ leicht senken.

GRUNDBEHANDLUNG

- Tasten Sie an der Schienbeinkante entlang hinauf in Richtung Knie. Etwas unterhalb der Kniescheibe bemerken Sie die »Schienbeinrauigkeit«, die Sie als kleine Erhebung etwas unterhalb der Kniescheibe erfühlen können. Wenn Sie nun mehr zur Innenseite hin tasten, kommen Sie in eine Rundung. Dort verbreitert sich das Schienbein. In dieser Wölbung suchen Sie eine etwa 1 bis 2 cm^2 kleine Fläche. In diesem Bereich suchen Sie die höchste Empfindlichkeit.
- *Im Sitzen mit Kugelgriff und Rundspitze:* Drücken Sie senkrecht zur Knochenfläche von unten innen gegen die Wölbung. (1)

VARIANTE A

- *In Seitenlage mit Kegelhalter und Rund- oder Flachspitze:* Legen Sie sich auf die nicht betroffene Seite und stützen Sie sich auf dem Unterarm ab. Stellen Sie den Drücker auf den Boden und richten Sie sich so ein, dass die Innenseite Ihres Knies genau im richtigen Winkel auf der Drückerspitze liegt.

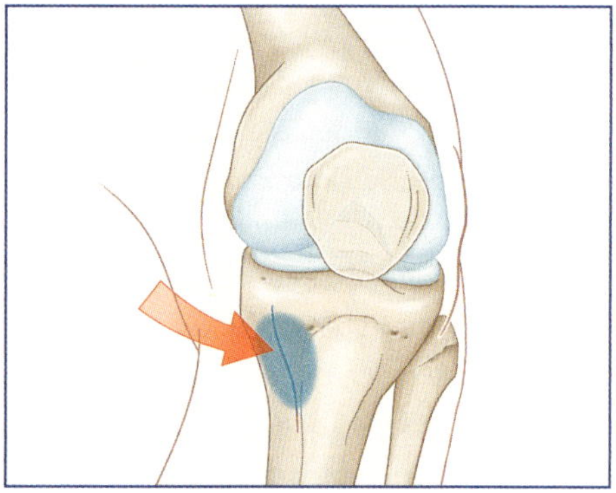

Drücken Sie senkrecht zum Knochen von unten innen.

1

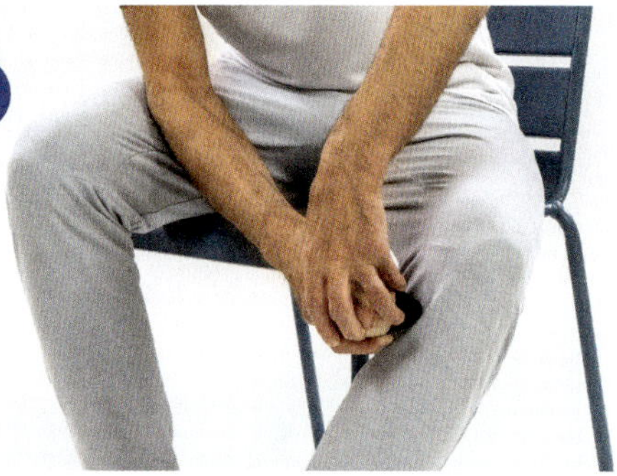

A

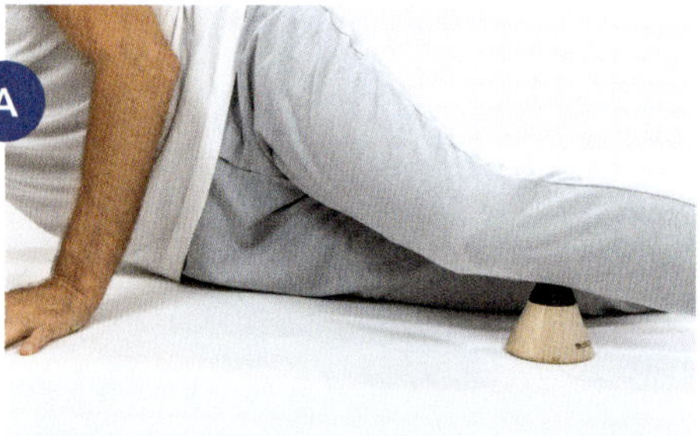

RÜCKSEITE DER KNIE INNEN

Dieser Punkt ist nicht leicht zu finden. Aber es lohnt sich zu üben, denn er kann zusammen mit dem nachfolgenden Punkt das Knie sehr entlasten.

GRUNDBEHANDLUNG

- Legen Sie Ihre Hand auf den Oberschenkel und tasten Sie mit dem Daumen an der Innenseite des Beins entlang in Richtung Knie. Irgendwann wird dann der Knochen tastbar. Dort fühlen Sie in Richtung Kniekehle, bis Sie die Sehnen spüren, die dort vorbeilaufen. Knapp über den Sehnen können Sie eine empfindliche Stelle an einer Knochenkante (Epicondyle) finden.
- *Im Sitzen mit Kugelgriff und Rundspitze oder Spitze:* Setzen Sie an diesem Punkt den Drücker an und drücken Sie von seitlich, etwas von oben und von hinten. (1)
- Wenn Sie eine Bakerzyste haben, seien Sie bitte vorsichtig. Drücken Sie nicht darauf oder in unmittelbarer Nähe der Zyste.

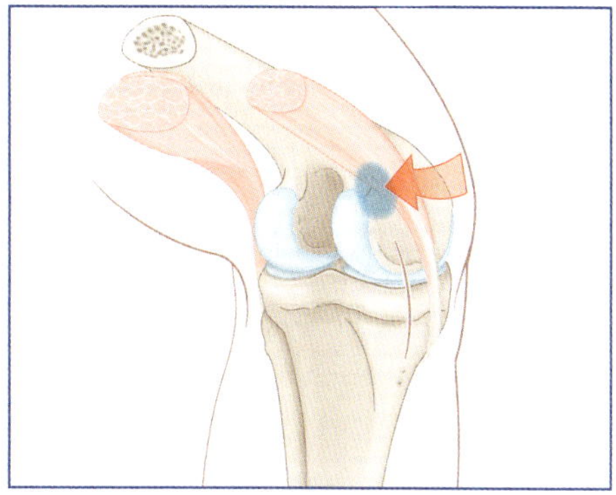

Drücken Sie von seitlich, etwas von oben und hinten.

1

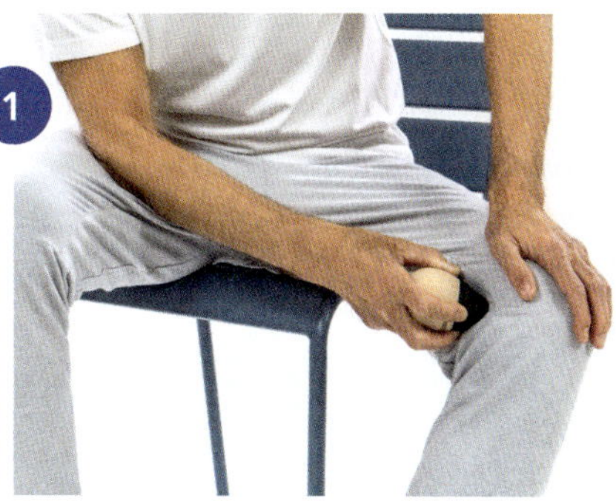

VARIANTE A

- *In Seitenlage mit Kegelhalter und Rundspitze oder Spitze:* Stützen Sie sich auf dem Unterarm ab. Platzieren Sie den Drücker so, dass die Innenseite des Knies, das Sie behandeln wollen, genau im richtigen Winkel gegen die Spitze drückt. Legen Sie eventuell das andere Bein über Kreuz auf, um den Druck zu erhöhen.

A

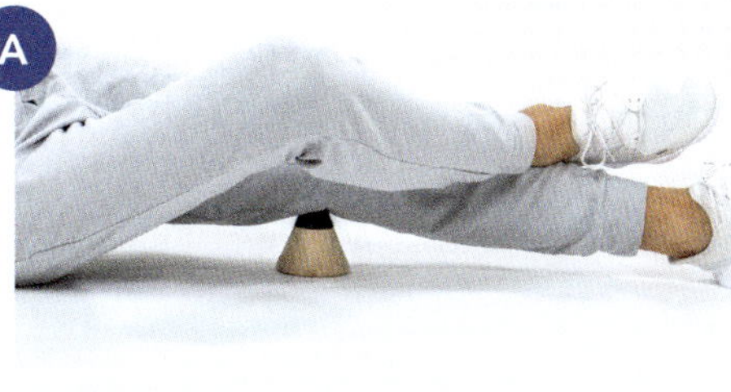

RÜCKSEITE DER KNIE AUSSEN

Auch dieser Punkt ist nicht einfach zu finden, entlastet aber so, dass neben den Knieschmerzen auch Wadenkrämpfe und Fußgelenkschmerzen verschwinden können.

GRUNDBEHANDLUNG

- Legen Sie Ihre Hand auf den Oberschenkel und tasten Sie mit dem Mittelfinger an der Außenseite des Beins entlang in Richtung Knie. Irgendwann fühlen Sie seitlich eine Sehne. Gehen Sie an der Rückseite dieser Sehne entlang, bis Sie Knochen fühlen, und tasten Sie dann nach hinten in Richtung Rückseite des Beins, bis Sie eine weitere Sehne fühlen, die ins Wadenbeinköpfchen mündet. Kurz vor dieser Sehne spüren Sie eine Knochenecke.
- *Im Sitzen mit Kugelgriff und Rundspitze oder Spitze:* Setzen Sie den Drücker am Osteopressurpunkt an und drücken Sie seitlich, etwas von oben und hinten. (1)
- Vorsicht bei einer Bakerzyste! Drücken Sie nicht darauf oder in unmittelbarer Nähe.

VARIANTE A

- *In Seitenlage mit Kegelhalter und Rundspitze oder Spitze:* Stützen Sie sich auf dem Unterarm ab. Platzieren Sie den Drücker auf dem Boden und richten Sie sich so ein, dass die Außenseite des Knies – ein bisschen von hinten – genau im richtigen Winkel gegen die Spitze drückt.

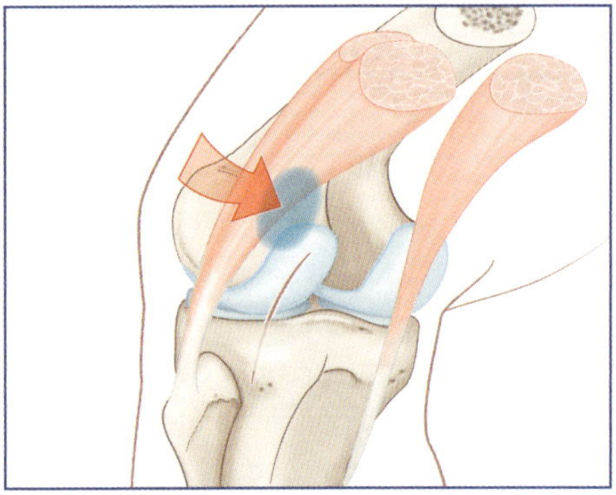

Drücken Sie von seitlich, etwas von oben und hinten.

1

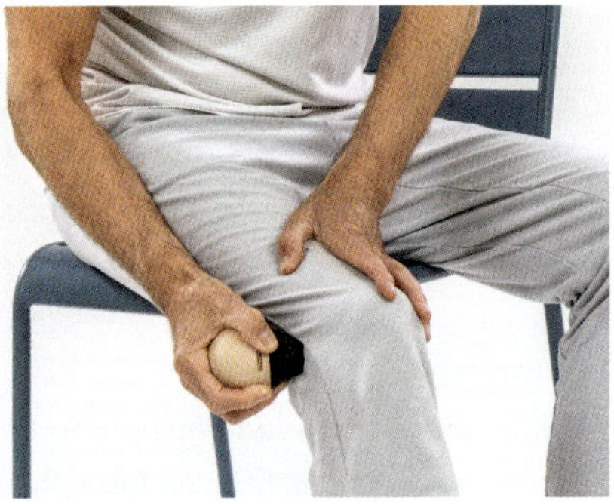

A

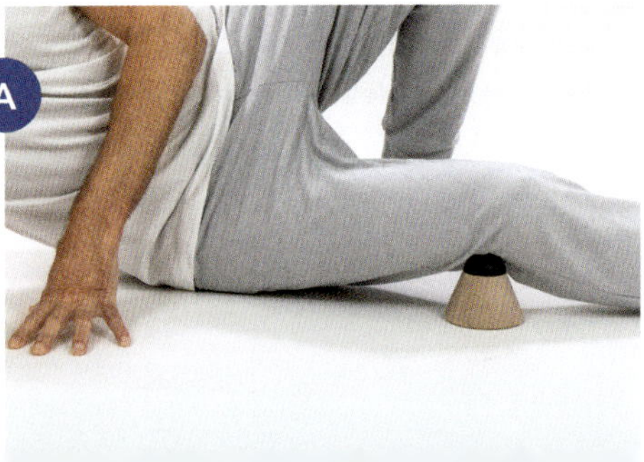

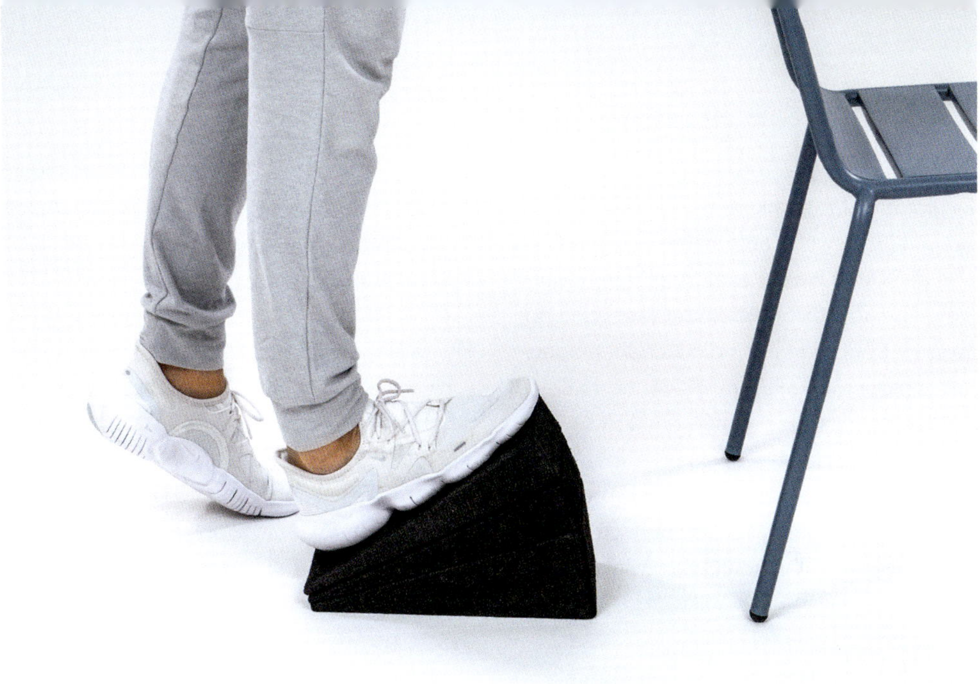

DIE LIEBSCHER & BRACHT ÜBUNGEN®

Wir bekommen nach unserem Modell auch deshalb Knieschmerzen, Arthrose und Meniskusschädigungen, weil wir unsere Kniegelenke zu wenig bewegen, weil wir zu viel stehen, gehen und sitzen, ohne diese oft unausgewogenen Belastungen auszugleichen. Als Folge verspannen sich Muskeln und Faszien, werden immer unflexibler, wodurch zu große Kräfte entstehen.

Ausgleichen würde bedeuten, alle möglichen Gelenkwinkel unserer Knie mehr zu nutzen, diese also zum Beispiel unter Gewichtsbelastung voll zu beugen – wie bei einer Kniebeuge oder beim tief gebückten Laufen im »Entengang« unter einem Hindernis hindurch. Unsere Übungen sorgen für diesen Ausgleich – damit Sie in Zukunft so leben können, wie Sie möchten.

DAZU DIENT DAS TRAINING

Es gibt eine Möglichkeit, die häufigen Verkürzungen im Gewebe aufzuhalten, umzukehren und die Kräfte wieder zu normalisieren: durch Dehnen und Flexibilisieren der Muskeln und Faszien. Ebenso müssen die zu hohen Spannungen der Muskelfasern wieder normalisiert werden. Beides geschieht durch unsere Übungen und deren speziellen Aufbau. Sie enthalten passive Dehnung, isometrisches Krafttraining im endgradigen Bereich, also im maximal erreichbaren Gelenkwinkel, sowie aktive Dehnung.

- Die **passive Dehnung** zieht die Muskeln und Faszien rund ums Knie auseinander, damit der zu große Druck so schnell wie möglich aus dem Kniegelenk herausgenommen wird.
- Das **isometrische Gegenspannen** trainiert die Kraft in genau den Gelenkwinkeln, in denen die Muskeln zu schwach sind, und verbessert die Ansteuerung in diesen Winkeln. Dadurch kann sich das Knie als Roll-Gleit-Gelenk in einer bestmöglichen Geometrie bewegen. Gleichzeitig entfernt das isometrische Üben konzentrierte Spannungen aus den Muskeln.
- Die **aktive Dehnung** sorgt für eine gute Abstimmung zwischen denjenigen Muskeln, die sich zusammenziehen, und denen auf der Gegenseite, die nachgeben müssen. Das verbessert die Bewegungsgeometrie noch einmal in anderen Winkeln. Nur durch aktives Ansteuern können die im Gehirn abgelegten Bewegungsprogramme zur Muskelansteuerung optimiert und neue Muskelprogramme installiert werden.

Die Übungen können kräftigen, was zu schwach ist, dehnen und flexibilisieren, was zu stark zieht und zu angespannt ist, und sorgen für Bewegungsleichtigkeit bei gleichzeitig guter Gelenkführung. Dieses Training verkürzt die Muskeln nicht, sondern nutzt ihre volle Länge und soll somit ein Verfilzen der Faszien verhindern.

DAS BESONDERE AN DEN LIEBSCHER & BRACHT ÜBUNGEN®

Unsere Übungen basieren auf Rolands über 50-jähriger Kampfkunsterfahrung. Ohne diese Erfahrung hätten sie nicht entwickelt werden können. Einige grundlegende Erkenntnisse daraus machen die Übungen einzigartig, was man ihnen aber zunächst nicht ansieht, da viele oberflächlich betrachtet wie geläufige Dehnungsübungen aus der Gymnastik oder dem Yoga wirken.

Die Übungszeit

Die meisten Menschen dehnen zu kurze Zeit. Meist liest man von nur 7, 15 oder 20 Sekunden Dehnungszeit, die einige Male hintereinander wiederholt werden soll. Unserer Erfahrung nach ist das in den meisten Fällen zu kurz, denn medizinische Untersuchungen zeigen, dass Dehnungen meist erst nach 30 Sekunden effektiv für mehr Flexibilität und Beweglichkeit sorgen.[106] Deswegen dehnen wir mindestens 2 bis 2,5 Minuten lang. Nur bestimmte Yogasysteme dehnen so lang oder noch bedeutend länger, was wir aber nicht praktizieren, da das Verhältnis zwischen eingesetzter Zeit und Dehnungseffekt unserer Erfahrung nach ab 3 Minuten immer uneffizienter wird. Dies ist ein wichtiger Faktor, der die Liebscher & Bracht Übungen® alltagstauglich für alle Menschen macht, da die Zeitknappheit oft der ausschlaggebende Grund ist, Übungen solcher Art nicht regelmäßig zu praktizieren.

WIE VIEL ZEIT EINPLANEN?

Planen Sie für Ihre Dehnübungen 6-mal pro Woche etwa 10 bis 15 Minuten ein. Wenn Sie merken, dass Sie mit einer Viertelstunde nicht hinkommen, etwa weil zu Beginn der Positionswechsel zu lange dauert, dann verteilen Sie die Übungen auf 2 Tage, üben also jede nur 3-mal pro Woche. Sie können auch die wichtigsten Übungen 6-mal wöchentlich machen und andere, die Ihnen leichter fallen, nur 3-mal wöchentlich. Je länger Sie die Übungen praktizieren, desto sicherer werden Sie in Ihrer Einschätzung.

Die Intensität

So gut wie alle Dehnungssysteme, vor allem solche, die mit Patienten oder Schmerzpatienten arbeiten, empfehlen, die Dehnung nicht weiter zu steigern, sobald das Dehnungsgefühl in leichten Schmerz umschlägt. Dadurch verlassen sie aber meist nicht die Komfort-Zone des Körpers (Seite 49). Vermutlich ist der Grund dafür in den meisten Fällen, dass man befürchtet, den Körper zu überfordern, vielleicht sogar zu schädigen oder zu verletzen. Die Konsequenz daraus ist, dass zu unterschwellig trainiert wird. Die Reizsetzung ist häufig geringer und bewirkt somit weniger Umstrukturierungen im Körper. Mit unserer Vorgehensweise können Sie in der gleichen Zeit oft deutlich mehr erreichen. Vermeiden Sie eine zu hohe Intensität, aber bleiben Sie bei der Dehnung in der empfohlenen Effizienz-Zone. Die bei der Osteopressur (ab Seite 59) erklärten Zusammenhänge gelten für unsere Übungen genauso.

Die Details

Es gibt Hunderte oder gar Tausende Dehnungsübungen dieser Art. Sie alle sind für bestimmte Anforderungen optimiert, die sie erfüllen sollen. Bei den meisten Systemen zielten die Entwickler auf die Dehnung bestimmter Muskeln. Heute gibt es Systeme, die bestimmte Faszienlinien aufdehnen möchten. Je nach Sportart wird ein bisschen anders gedehnt, um für genau diese Sportart fit zu sein. Im traditionellen Yoga hingegen geht es darum, blockierte Nadis – die Energieleitbahnen des ayurvedischen Meridiansystems – frei zu machen beziehungsweise sie so »energetisch kurzzuschließen«, dass die spirituelle Entwicklung unterstützt wird. Man könnte auch sagen, dass der Energiefluss in Körper und Geist angeregt werden soll, um somit die Entwicklung des Bewusstseins zu unterstützen.

Unsere Zielsetzung wiederum ist eine völlig andere. Wir möchten Gelenkwinkel, die vor allem durch 27 Engpässe im ganzen Körper immer eingeschränkter benutzt werden können, wieder »gängig machen«. Wir dehnen also rein funktionell. Deswegen ist die genaue Ausführung nach unseren exakten Anweisungen so fundamental wichtig. Somit können Sie sichergehen, mit Ihren Übungen gezielt zu dehnen, damit exakt der Gelenkwinkel, der eingeschränkt ist, wieder beweglich und dieser Engpass beseitigt werden kann. Ziel ist also die Wiederherstellung einer hundertprozentigen Beweglichkeit – mit dem Resultat der Schmerzfreiheit und leichtgängigen, verschleißfreien Bewegung bis ins höchste Alter.

Natürlich sind unsere Übungen mit Dehnübungen, die eine andere Zielsetzung haben, kombinierbar und sorgen dann dafür, dass etwaige Einseitigkeiten der anderen Systeme, Sportarten oder auch des Alltags, die zu Knieschmerzen führen würden, ausgeglichen werden.

SICHERHEITSMASSNAHMEN

Sind Sie noch unsicher, ob manche Übungen eventuell eine Überforderung für Ihren Körper und Ihre Knie sein könnten? Dann lesen Sie bitte noch einmal die Sicherheitsmaßnahmen auf Seite 49.

Die Kombination der Übungen

Mit nur 27 Grundübungen kann es Ihnen gelingen, den Körper von Kopf bis Fuß – wir sagen immer: von Kopfschmerz bis Fersensporn – schmerzfrei zu halten. Jede der Übungen erfüllt eine bestimmte Aufgabe und je nach Schmerz werden 2 bis 5 Übungen so kombiniert und Varianten so ausgewählt, dass die bestmöglichen Ergebnisse in der kürzestmöglichen Zeit erreichbar sind. Dieses System zu entwickeln, war nur möglich, weil ich (Roland) über einige Jahrzehnte unterschiedliche Kampfkünste trainiert habe, die immer verschiedene Beweglichkeiten verlangen. Und da meine Zeit knapp war, wollte ich auf möglichst effiziente Weise bei den notwendigen Dehnungen und Beweglichkeitssteigerungen vorankommen. Chronischer Zeitmangel sowie das mangelnde Wissen darüber, wie wichtig Dehnung ist, sind unserer Einschätzung nach die größten Hindernisse – vor allem auch im Sportbereich –, um unserer Beweglichkeit die Aufmerksamkeit zu schenken, die dringend notwendig wäre, um schlimme Fehlentwicklungen im Bewegungssystem zu verhindern.

Die Parallelentwicklung der Übungen und der Osteopressur

Der andere Faktor, ohne den dieses Übungssystem nicht hätte entwickelt werden können, war der dauernde Abgleich mit unseren Erfahrungen mit Schmerzpatienten in den letzten 35 Jahren. Denn die Osteopressur wurde ja zeitgleich mit den Liebscher & Bracht Übungen® entwickelt. Eines wäre ohne das andere niemals möglich gewesen. Ganz zu schweigen von meinem technischen Wissen, das ich auf die Biomechanik übertragen konnte.

Der wichtigste Grundsatz des Übens: Konsequenz

Knieschmerzen entstehen gemäß unserem Erklärungsmodell meist, weil die Anspannungen der Muskeln rund ums Kniegelenk immer höher und die Faszien immer unnachgiebiger werden. Dieser Prozess kann Jahre oder gar Jahrzehnte dauern. Erst nach dieser »Vorbereitungszeit« werden die Kräfte rund ums oder im Gelenk so groß, dass der Körper sie nicht mehr tolerieren kann. Denn es droht ein Verschleiß, der so groß ist, dass der Körper mit dem Reparieren nicht mehr nachkommen würde oder andere Schädigungen immer wahrscheinlicher werden.

Wird die Spannung durch unsere Therapie so gemindert, dass der Körper diese Schmerzen abschalten kann, ist noch längst nicht alles wieder in bester Ordnung. Dann kommt es darauf an, die Übungen unvermindert weiterzumachen, vielleicht irgendwann nicht mehr täglich, aber einige Male pro Woche und schließlich noch einmal wöchentlich. Letztendlich kommt es darauf an, wie stark der Input an spannungserhöhenden oder flexibilitätsmindernden Einflüssen Ihres Bewegungsalltags ist.

Aber eines müssen Sie verstehen: Irgendwann mit den Übungen einfach wieder aufzuhören, weil Sie schmerzfrei sind, ist häufig ein Fehler. Doch keine Sorge: Bei Bedarf wird Ihr Körper Sie auch in diesem Fall wieder ans Üben erinnern.

WENN DER BEKANNTE SCHMERZ AUFTAUCHT

Es kann vorkommen, dass Sie in der Dehnung genau den Schmerz spüren, den Sie eigentlich loswerden möchten. Wir empfehlen Ihnen, gerade dann dranzubleiben, aber nur solange der Schmerz gut zu ertragen ist. Wenn Sie diesen Schmerz beim Dehnen auslösen, dann kann das heißen: Jetzt »ziehen« Sie exakt am Engpass, an der verkürzten Struktur, damit diese wieder länger und flexibler wird. Nach dem schmerzhaften Dehnen ist der Engpass, die Verkürzung, weniger stark, sodass die Belastung und die Schmerzen geringer werden können.

SO FÜHREN SIE DIE ÜBUNGEN AUS

Zunächst beschreibe ich Ihnen die Übung in der kompletten Ausführung in 3 sich teilweise wiederholenden Übungsschritten.

Schritt 1 - Dehnen

- Nachdem Sie in die beschriebene Position gegangen sind, dehnen Sie sich passiv langsam immer mehr, bis Sie eine intensive Dehnung erreichen, bei der Sie den Schmerz gerade noch gut ertragen können (Passivdehnung).
  Atmen Sie dabei möglichst tief und bewusst ein und aus.
- Wenn das Dehnungsgefühl nachlässt, weil Ihre Muskeln und Faszien nachgeben, steigern Sie – am besten jeweils beim Ausatmen – Stückchen für Stückchen die Dehnung, sodass Sie immer in der Effizienz-Zone bleiben.
- Dehnen Sie sich so 30 Sekunden lang.

Schritt 2 - Gegenspannen

- Anschließend spannen Sie für 10 Sekunden mit Ihren Muskeln aktiv gegen die Dehnung an, und zwar genau dort, wo Sie den Dehnungsschmerz am meisten spüren.
  Dieses bewusste Gegenspannen soll als Maximalkrafttraining ausgeführt werden, da die Ergebnisse umso besser sind, je größer die Kraft ist, mit der Sie gegenspannen. Der einzige Grund, das Gegenspannen zu begrenzen, wäre, dass die Intensität zu groß ist und Ihr Atem stockt.
  Beim Gegenspannen darf keine Bewegung stattfinden – das nennt man isometrisch.
- Anschließend dehnen Sie sich für 20 Sekunden weiter, wobei Sie wieder – wäh-

BEIDSEITIG ÜBEN? WOCHEN, MONATE, JAHRE …?

Absolvieren Sie die Übungen vor allem mit der betroffenen Seite. Wenn Sie beidseitig Knieschmerzen haben, dann üben Sie auf beiden Seiten.
Tut ein Knie mehr weh als das andere, beginnen Sie mit der stärker schmerzenden Seite und üben so lange, bis beide Knie etwa auf gleichem Niveau sind. Dann machen Sie mit beiden Knien weiter – nicht nur, bis beide schmerzfrei sind, sondern solange andere, eher unausgewogene Bewegungsgewohnheiten Ihren Alltag dominieren. Denn wenn Sie diese nicht ändern, sollten Sie die Übungen auf keinen Fall vernachlässigen.
Wenn Sie ausgleichende Sportarten absolvieren und beginnen, sich viel und vor allem abwechslungsreich zu bewegen, können Sie Ihre Übungen abändern oder vielleicht teilweise sogar weglassen. Die genaue Handlungsanweisung dazu liefert Ihnen erfahrungsgemäß Ihr Körper.

rend Sie die Dehnung konsequent weiter steigern – darauf achten, dass Sie in der Effizienz-Zone bleiben.
- Dieses Gegenspannen mit dem anschließenden Vertiefen der Dehnung wiederholen Sie noch 2-mal.

Schritt 3 – Aktivdehnung in derselben oder in einer neuen Position

- Anschließend nehmen Sie die veränderte Position ein.
- Oder Sie lassen los und ziehen sich für 10 Sekunden mit aller Kraft – Ihrer Maximalkraft – aktiv in die Dehnung (Aktivdehnung).

WAS HEISST PASSIV UND AKTIV BEIM DEHNEN?

Bei der Passivdehnung benutzt man den Boden, die Wand oder die Schlaufe, um sich in die Dehnung ziehen oder drücken zu lassen. Passiv nennt man das, weil es eine Kraft von außen ist, die das tut. Bei der Aktivdehnung zieht man sich selbst mit den Muskeln der Gegenseite des Dehnungsbereichs – aktiv – in die Dehnung.

Sanftere Vorstufen

Abhängig von Ihrem Zustand und davon, inwiefern Sie körperliche Übungen solcher Art gewohnt sind, kann es sein, dass die komplette Übungsabfolge zu Beginn noch zu anspruchsvoll ist. Nachfolgend finden Sie deswegen einige Vorstufen, die auch schon deutliche Wirkungen entfalten können, aber wesentlich einfacher durchzuführen sind.

- **Einfachste Ausführung:** Gehen Sie in die beschriebene Position und dehnen Sie sich über einen Zeitraum von 2,5 Minuten zunehmend passiv. Im Grunde weiten Sie Schritt 1 der kompletten Ausführung auf diesen längeren Zeitraum aus. Während dieser Übungszeit atmen Sie möglichst tief ein und aus und steigern – vorzugsweise beim Ausatmen – die Dehnung immer weiter. Bleiben Sie beim Üben in der definierten Effizienz-Zone.
- **Zweite Vorstufe:** Üben Sie Schritt 1 für 1 Minute. Machen Sie dann Schritt 2, spannen Sie aber mit steigender Kraft nicht nur 10 Sekunden, sondern 30 Sekunden lang zunehmend dagegen. Steigern Sie die Dehnung anschließend noch einmal für 1 Minute zunehmend. Bleiben Sie wie immer im effizienten Übungsbereich.
- **Dritte Vorstufe:** Beginnen Sie wie in der zweiten Vorstufe mit Schritt 1 für 1 Minute. Machen Sie dann Schritt 2 und spannen Sie mit steigender Kraft 30 Sekunden lang zunehmend dagegen. Steigern Sie die Dehnung anschließend noch einmal für 30 Sekunden zunehmend.
Führen Sie dann Schritt 3 (die Aktivdehnung) für 30 Sekunden durch. Bleiben Sie auch hier in der bekannten Effizienz-Zone.

VORDERSEITE DER OBERSCHENKEL

Diese Übung ist eine der wichtigsten, denn sie wirkt genau am größten Engpass Ihrer Oberschenkelvorderseite, die durch unausgewogenes Stehen und Gehen meist sehr gestresst ist.

DEHNEN MIT SCHLAUFE

Diese Art der Durchführung hat sich im Laufe vieler Jahre als sehr wirkungsvoll herauskristallisiert. Auch wenn sie anfangs etwas umständlich erscheinen mag, kann es sich sehr lohnen, sich an sie zu gewöhnen.

GRUNDÜBUNG

- *Position:* Legen Sie sich auf den Bauch und platzieren Sie die Medi-Rolle (oder einen passenden Haushaltsgegenstand) unter dem Knie. Legen Sie die Schlaufe (oder einen Gürtel) um den Fußspann und ziehen Sie gerade so viel daran, dass eine leichte Dehnung spürbar ist. Ihre Leiste strebt dabei zum Boden. Greifen Sie nur dann mit den Händen direkt zum Fuß, wenn Sie trotzdem sicherstellen können, dass die Leiste auf dem Boden aufliegt. (1)
- *Dehnen:* Ziehen Sie Ihren Fuß in Richtung Gesäß, aber erst dann, wenn die Leiste so nah wie möglich am Boden ist, am besten jedoch aufliegt.
- *Gegenspannen:* Drücken Sie erst die Leiste nach unten und strecken Sie dann das Bein gegen den Widerstand der Schlaufe.
- *Aktivdehnung:* Bleiben Sie so liegen, lassen Sie aber die Schlaufe oder den Gürtel los. Ziehen Sie die Leiste gegen den Boden und Ihre Ferse und den Vorfuß in Richtung Gesäß. (2)

1

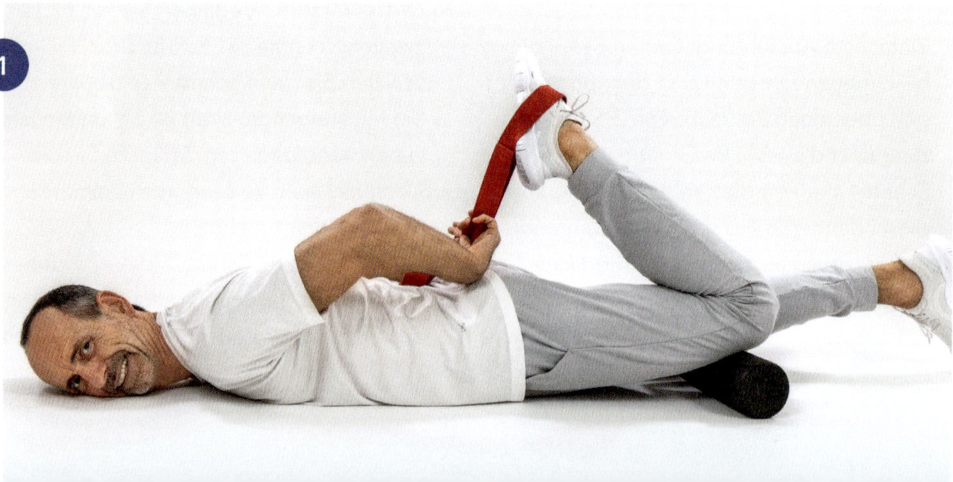

2

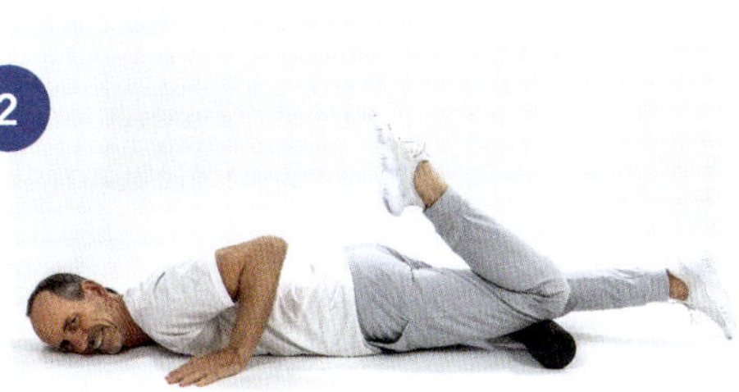

B

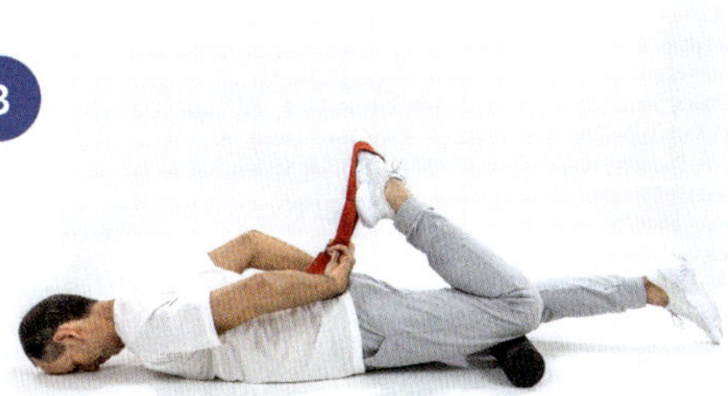

C

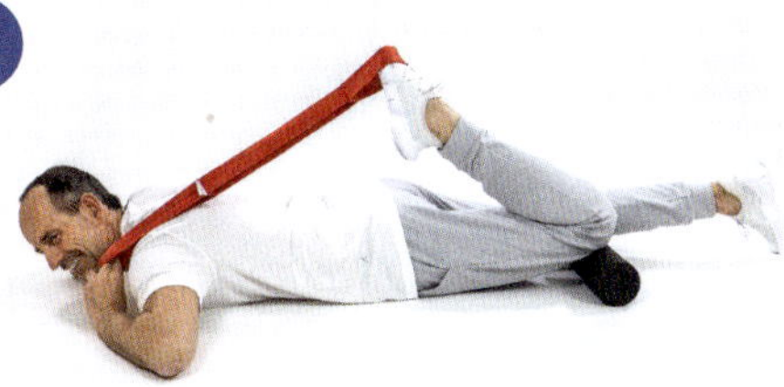

DAS BRAUCHEN SIE FÜRS ÜBEN

- 10 bis 15 Minuten Zeit und Ruhe.
- Je nach den Varianten, die Sie üben möchten, einen Platz auf festem Boden, aber mit weicher Unterlage (Matte, Teppich, Decke), eine Wand, an die Sie sich lehnen können, einen Stuhl oder ein anderes Sitzmöbel.
- Unsere Übungsschlaufe oder ein alternatives Hilfsmittel, wie auf Seite 56 und 58 beschrieben.
- Die Mini-, Medi- und Maxi-Faszienrolle (oder alternative Hilfsmittel in passender Größe und Beschaffenheit).
- Den Knieretter zum Unterlegen oder alternative Hilfsmittel, die den gleichen Zweck erfüllen.

VARIANTE A (nicht abgebildet)

- Für Fortgeschrittene: Legen Sie die Maxi-Rolle unters Knie. Dadurch, dass sie höher ist, wird die Dehnung deutlich schwerer.

VARIANTE B

- *Position:* Legen Sie Ihren Kopf mit der Stirn auf. Sie werden merken, dass die Dehnung so intensiver ist.
- *Dehnen, Gegenspannen, Aktivdehnung:* wie in der Grundübung.

VARIANTE C

- *Position:* Führen Sie die Schlaufe nun über Ihre Schulter. Ihre Dehnung wird noch intensiver.
- *Dehnen, Gegenspannen, Aktivdehnung:* wie in der Grundübung.

D

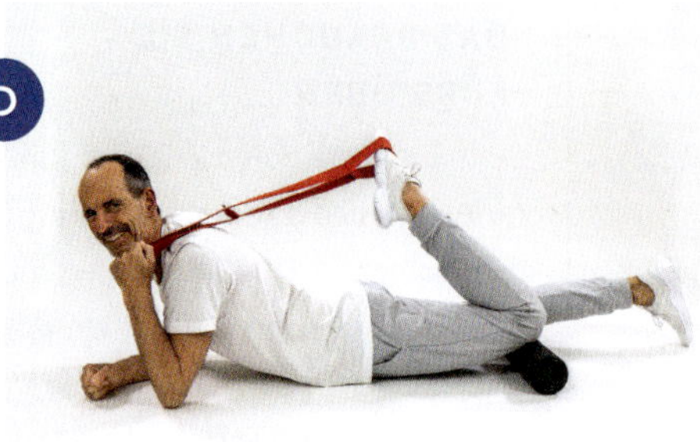

VARIANTE D

- *Position:* Führen Sie die Schlaufe über die Schulter. Drücken Sie Ihren Oberkörper mithilfe der Unterarme hoch und stützen Sie den Ellenbogen der Übungsseite am Boden ab. Die Dehnung wird noch einmal intensiver.
- *Dehnen, Gegenspannen, Aktivdehnung:* wie in der Grundübung.

E

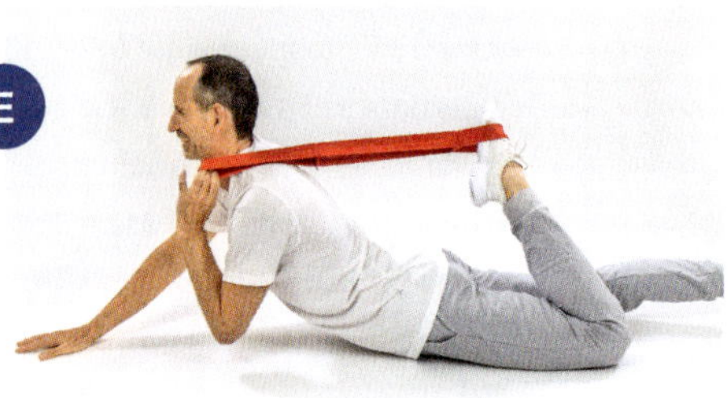

VARIANTE E

- *Position:* Führen Sie die Schlaufe über die Schulter. Drücken Sie sich mit der anderen Hand weiter hoch, bis Sie sich auf dem gestreckten Arm abstützen können. Probieren Sie bei dieser Variante auch, die Rolle wegzulassen, damit Sie die Position stabiler ausrichten können.
- *Dehnen, Gegenspannen, Aktivdehnung:* wie in der Grundübung.

F

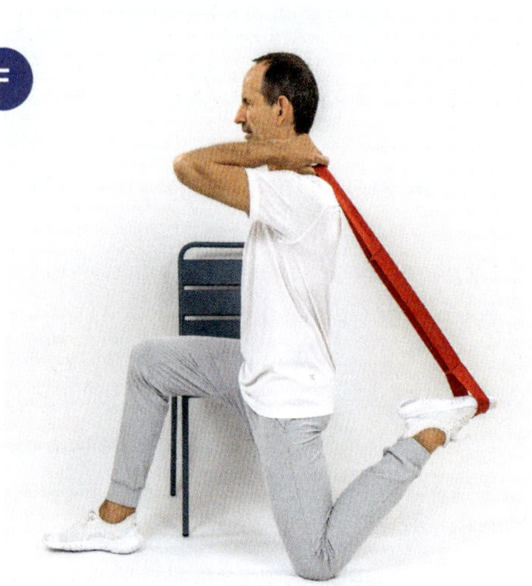

VARIANTE F

- *Position:* Gehen Sie in den einbeinigen Kniestand und ziehen Sie den hinteren Fuß mithilfe der Schlaufe in Richtung Schulter. Achten Sie darauf, dass Sie die Leiste der Übungsseite nach vorn schieben und nicht ins Hohlkreuz gehen.
- *Dehnen, Gegenspannen, Aktivdehnung:* wie in der Grundübung, nur dass die Leiste maximal nach vorn gedrückt wird – und nicht wie im Liegen nach unten gegen den Boden.

FERSENSITZ

Die folgende Steigerung des Fersensitzes haben sich bei uns schon Über-70-Jährige in einem halben Jahr erarbeitet. Unser Körper lässt sich auch im Alter trainieren und umbauen.

GRUNDÜBUNG

- *Position:* Im Vierfüßlerstand führen Sie Ihr Becken so weit nach hinten, bis Sie eine leichte Dehnspannung in den Knien oder Oberschenkeln spüren. (1)
- *Dehnen:* Schieben Sie Ihr Gesäß zunehmend nach hinten.
- *Gegenspannen:* Drücken Sie mit maximaler Kraft mit den Fußrücken gegen den Boden.
- *Aktivdehnung:* Ziehen Sie die Fersen in Richtung Gesäß und versuchen Sie, sie vom Boden abzuheben.

VARIANTE A

- *Position:* Je weiter Sie mit dem Gesäß nach hinten gehen, desto größer wird die Dehnung. Je steiler Sie Ihren Rumpf aufrichten, desto größer wird die Kraft, die Sie in die Dehnung drückt.
- *Dehnen:* Senken Sie Ihr Gesäß zunehmend in Richtung Fersen ab.
- *Gegenspannen und Aktivdehnung:* wie in der Grundübung.

KNIESCHONER

Sind Ihre Knie noch zu empfindlich, dann üben Sie im Bett oder legen Sie etwas Weiches unter die Knie. Je mehr sie gedehnt sind, desto unempfindlicher können Ihre Knie werden!

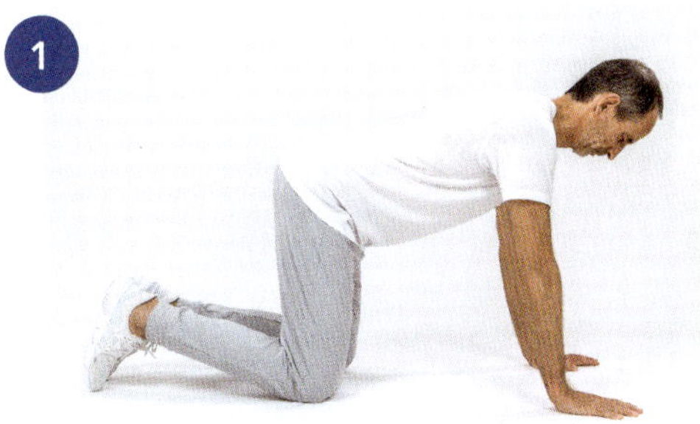

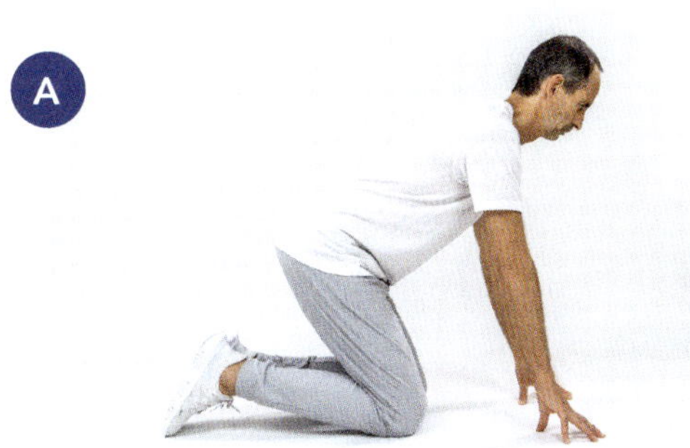

VARIANTE B

- *Position:* Ist die Dehnungskraft noch zu groß, legen Sie ein passendes Polster oder Kissen zwischen Gesäß und Fersen.
- *Dehnen:* Lassen Sie sich zunehmend ins Kissen sinken oder wechseln Sie es gegen ein dünneres aus.
- *Gegenspannen und Aktivdehnung:* wie in der Grundübung.

VARIANTE C

- *Position:* Berühren Sie Ihre Fersen mit dem Gesäß. Wenn aber die Gewichtskraft noch zu hoch ist, nehmen Sie Ihren Rumpf so weit wie nötig nach vorn.
- *Dehnen:* Lassen Sie Ihr Gesäß zunehmend in die Fersen sinken. Reicht das nicht mehr für die nötige Dehnintensität, dann wechseln Sie zur folgenden Position.
- *Gegenspannen und Aktivdehnung:* wie in der Grundübung.

VARIANTE D

- *Position:* Richten Sie im Fersensitz Ihren Oberkörper ganz auf.
  Können Sie diese Position für mindestens 2 Minuten halten, ohne dass die Intensität zu groß wird und Sie innerlich dagegen ankämpfen? Dann sind Ihre Knie – zumindest was 3 der 4 Anteile des großen Kniestreckers angeht – ausreichend freigängig. Herzlichen Glückwunsch, wenn Sie das schon einmal geschafft haben!
- *Dehnen, Gegenspannen, Aktivdehnung:* wie in der Grundübung.

VARIANTE E

- *Position:* Stützen Sie sich mit den Händen am Boden ab und senken Sie Ihren Rumpf langsam nach hinten. Kippen Sie dabei unbedingt auch Ihr Becken, indem Sie Ihre Bauchmuskeln anspannen und es mit nach hinten ziehen.

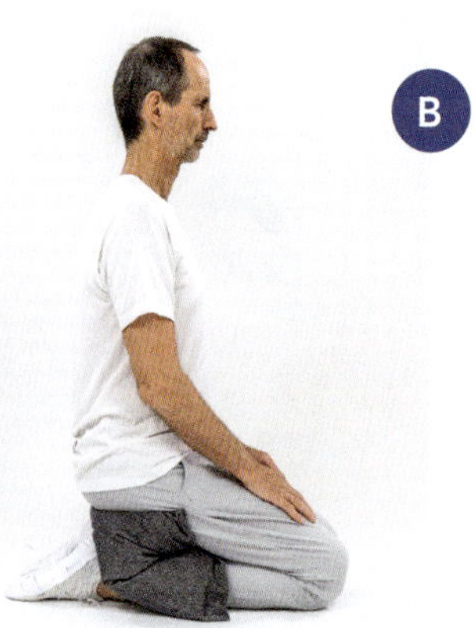

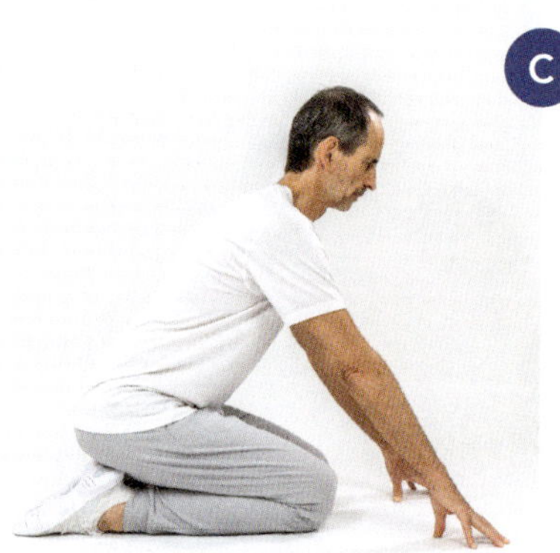

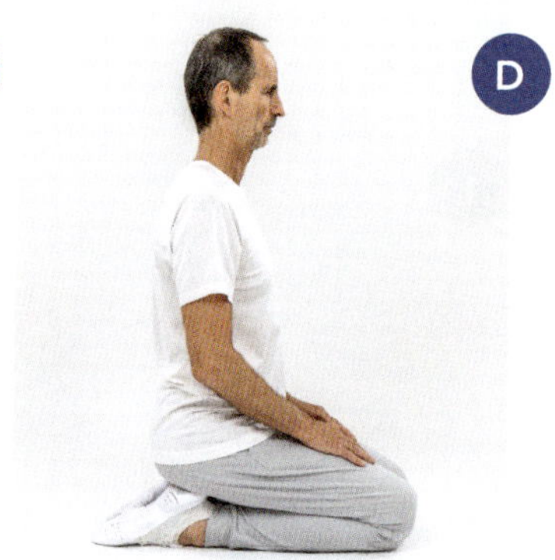

E

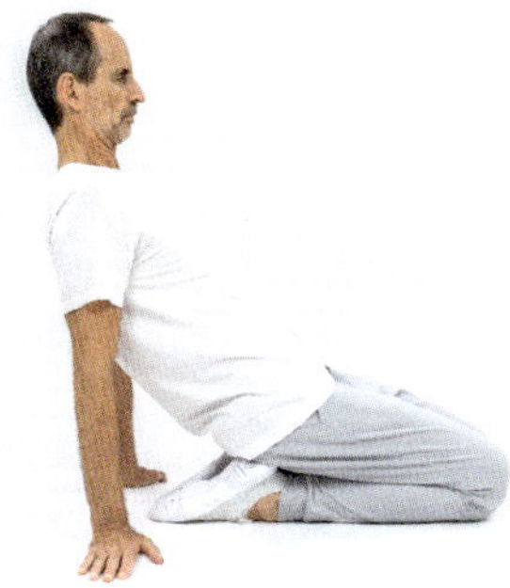

WICHTIG

Bitte beachten Sie, dass Sie in allen Positionen, bei denen der Rumpf nach hinten abgesenkt wird, das Becken *vollständig mitnehmen*, damit kein stärkeres Hohlkreuz entsteht!

- *Dehnen:* Verstärken Sie das Nach-hinten-Lehnen immer mehr und denken Sie daran, das Becken weiter mitzunehmen!
- *Gegenspannen und Aktivdehnung:* wie in der Grundübung.

F

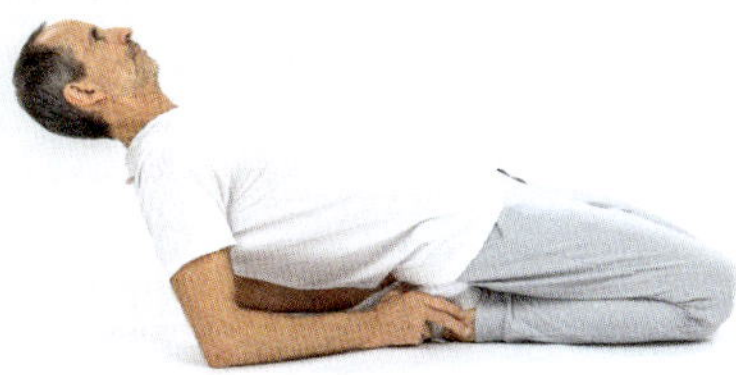

VARIANTE F

- *Position:* Stützen Sie sich auf die Unterarme – aber nur so weit, wie Sie Ihr Becken mitnehmen können!
- *Dehnen, Gegenspannen, Aktivdehnung:* wie in der Grundübung.

G

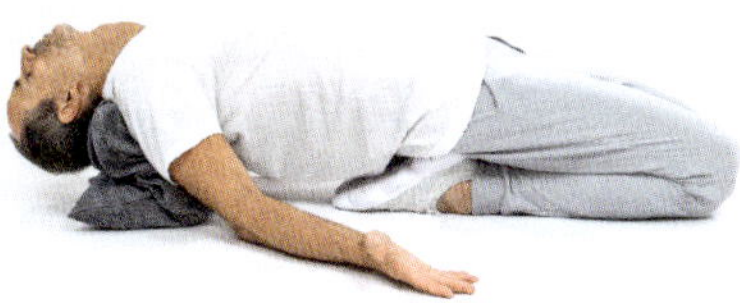

VARIANTE G

- *Position:* Unterlegen Sie Ihren Kopf und Ihren Rücken, sodass Sie im effizienten Bereich üben können.
- *Dehnen, Gegenspannen, Aktivdehnung:* wie in der Grundübung.

H

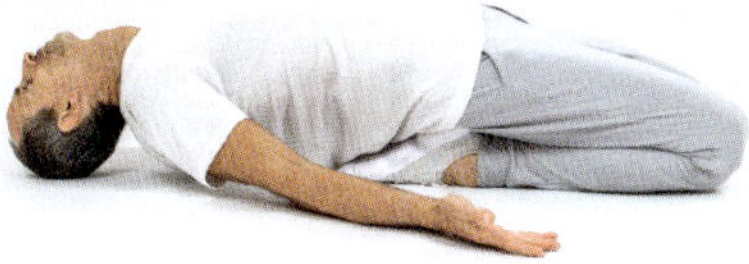

VARIANTE H

- *Position:* Zu guter Letzt liegt der Rücken auf dem Boden. So werden alle 4 Anteile des großen Kniestreckers schön flexibel.
- *Dehnen, Gegenspannen, Aktivdehnung:* wie in der Grundübung.

RÜCKSEITE DER BEINE

Bei unserem Ranking der unbeliebtesten Übungen hat sie Platz 1. Und das macht sie so wertvoll. Denn »was am meisten quält, das am meisten zählt“. ☺

GRUNDÜBUNG

Sie ist der Klassiker für die Rückseite der Beine. Bei ihr können viele verschiedene Betonungen gesetzt werden.

- *Position:* Setzen Sie sich in den Langsitz. Strecken Sie das Knie, das Sie dehnen wollen, vollständig. Wenn Ihre Ferse abhebt, legen Sie etwas unter sie oder die Achillessehne – oft passt die Mini-Rolle oder auch ein Buch der richtigen Dicke. Stellen Sie Ihren Fuß senkrecht, legen Sie die Schlaufe oder eine Alternative um Ihren Vorfuß und gehen Sie mit geradem Rücken (Hohlkreuz) leicht auf Spannung. (1)
- *Dehnen:* Pressen Sie Ihre Kniekehle gegen den Boden und ziehen Sie zunächst Ihren Vorfuß in Richtung Knie. Wenn der Dehnschmerz in Ihrer Wade deutlich, aber erträglich ist, ziehen Sie Ihren Rumpf – der möglichst gerade und im Hohlkreuz bleibt – zunehmend nach vorn.
- *Gegenspannen:* Spannen Sie Ihre Kniekehle gegen den Boden, den Vorfuß nach vorn und den Rumpf nach hinten.
- *Aktivdehnung:* Legen Sie sich mit ausgestreckten Beinen auf den Rücken. Strecken Sie das aktive Knie vollständig und ziehen Sie den Vorfuß – und so weit wie möglich auch die Zehen – aus eigener Kraft in Richtung Knie. Heben Sie dann das Bein unter Beibehaltung dieser Spannung so weit an, wie es ohne Kniebeugung möglich ist. (2)

1

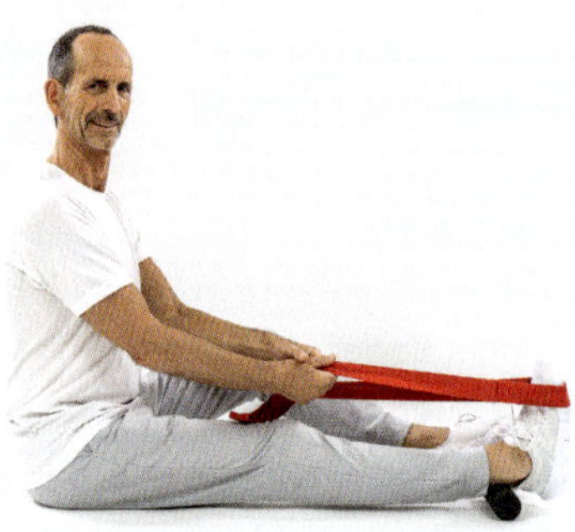

2

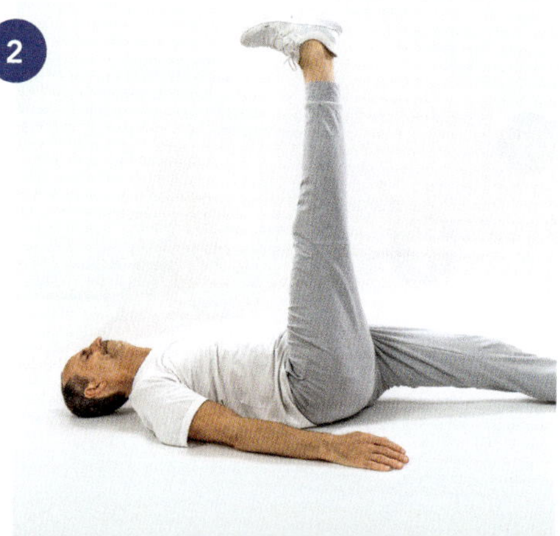

VARIANTE A

Wenn Sie zusätzlich zu den Knieschmerzen auch ein überreiztes Sitzbein haben oder sehr hohe Spannung im hinteren oberen Oberschenkel, können Sie neben der Grundübung auch diese Variante durchführen.

- *Position:* Strecken Sie das Knie im Langsitz nicht vollständig, sondern lassen Sie es so gebeugt, dass Sie die Dehnung im Problembereich fühlen. Hierbei brauchen Sie Ihren Fuß nicht zu unterlegen. Ansonsten folgen Sie der Grundübung.
- *Dehnen:* Ziehen Sie zunächst Ihren Vorfuß in Richtung Knie. Wenn der Dehnschmerz in Ihrer Wade im oberen Effizienz-Bereich ist, ziehen Sie Ihren Rumpf – der möglichst gerade und im Hohlkreuz bleibt – zunehmend nach vorn.
- *Gegenspannen:* Drücken Sie Ihre Ferse gegen den Boden, spannen Sie den Vorfuß nach vorn und den Rumpf nach hinten.
- *Aktivdehnung:* Legen Sie sich mit ausgestreckten Beinen auf den Rücken. Ziehen Sie den Vorfuß des aktiven Beins – so weit wie möglich auch die Zehen – in Richtung Knie. Heben Sie dann das Bein, leicht im Knie gebeugt, so hoch wie möglich.

VARIANTE B

Wenn Sie diese Dehnung ohne viel Aufwand im Stehen unter Nutzung der Schwerkraft üben möchten, eignet sich diese Variante.

- *Position:* Stellen Sie sich aufrecht vor die Sitzfläche eines Stuhls. Strecken Sie das Knie, das Sie dehnen wollen, vollständig – das Hauptgewicht ist auf diesem Bein. Gehen Sie mit dem Becken so weit in Richtung Stuhl, bis Sie die Dehnung in der Wade möglichst intensiv, aber erträglich spüren. Das andere Bein bleibt flexibel und leicht gebeugt. Beugen Sie dann den Rumpf mit geradem Rücken (Hohlkreuz) so weit im Hüftgelenk, bis Sie die Dehnung in der Kniekehle und im rückwärtigen Oberschenkel spüren. Stützen Sie sich bei Bedarf auf der Sitzfläche des Stuhls ab. (B_1)

A

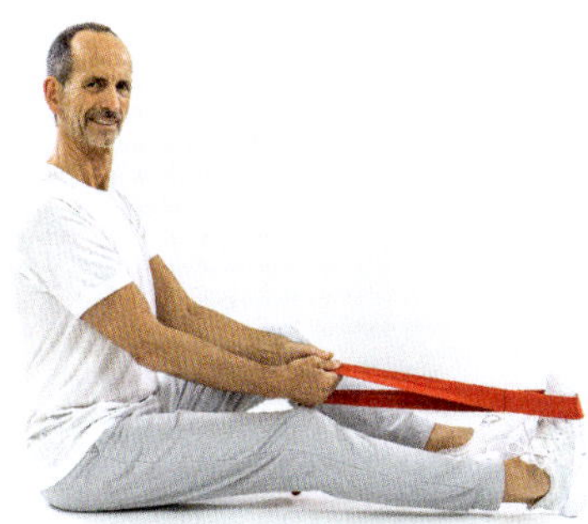

B_1

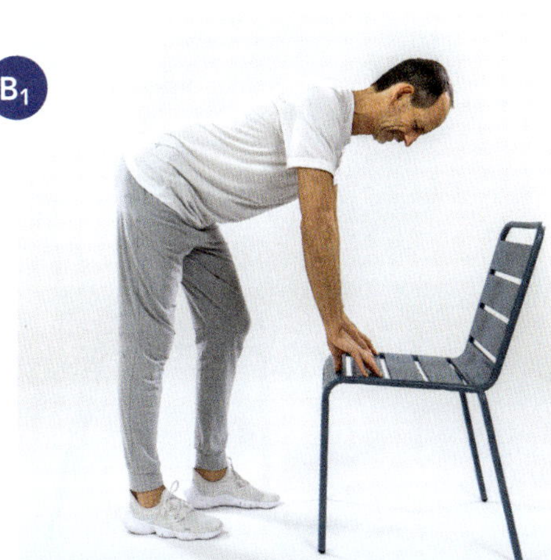

- *Dehnen:* Bleiben Sie mit Ihrem Becken in der gleichen Position und beugen Sie sich in der Hüfte zunehmend nach vorn und unten. Behalten Sie das Hohlkreuz bei!
- *Gegenspannen:* Drücken Sie Ihren Vorfuß so kräftig wie möglich gegen den Boden, ohne dass dabei die Ferse abhebt! Spannen Sie zugleich den rückwärtigen Oberschenkel an, als wollten Sie Ihren Rumpf nach oben heben, ohne dass er sich dabei wirklich hebt.
- *Aktivdehnung:* Stützen Sie sich auf der Stuhllehne ab und strecken Sie das andere Bein durch, sodass der aktive Fuß vom Boden abheben kann. Ziehen Sie das aktive Bein, vollständig im Knie gestreckt, aus eigener Kraft nach vorn und gleichzeitig den Vorfuß in Richtung Knie. (B_2)

VARIANTE C

Diese Variante ist deutlich intensiver und deswegen sehr wirksam. Sie können Ihren Fuß mithilfe unseres Knieretters oder mit einem Stapel Bücher in der passenden Höhe mehr oder weniger steil »bergauf« stellen, sodass Ihre Wade optimal vorgedehnt wird und die Ferse noch Kontakt halten kann. Wählen Sie Schuhe oder Strümpfe und den Untergrund so, dass der Fuß nicht abrutschen kann.

- *Position:* Stellen Sie sich mit etwas Abstand vor die Stuhllehne und mit dem ganzen Fuß auf die Keilfläche. Strecken Sie das Knie möglichst vollständig durch. Das andere Bein bleibt leicht gebeugt. Gehen Sie mit dem Becken so weit nach vorn, dass die Dehnung maximal wird.
- *Dehnen:* Bleiben Sie mit Ihrem Becken in der gleichen Position und beugen Sie sich mit geradem Rücken in der Hüfte zuneh-

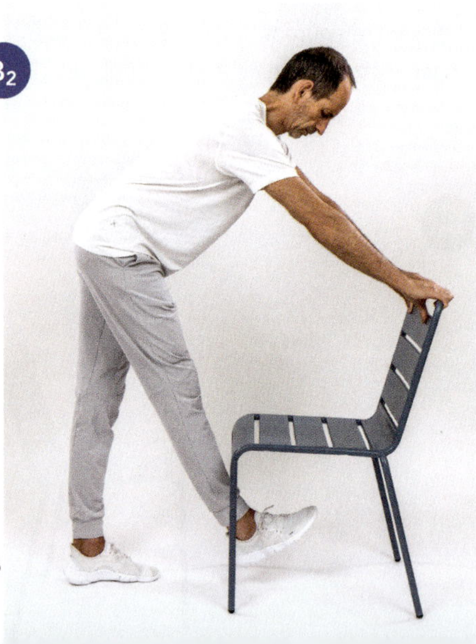

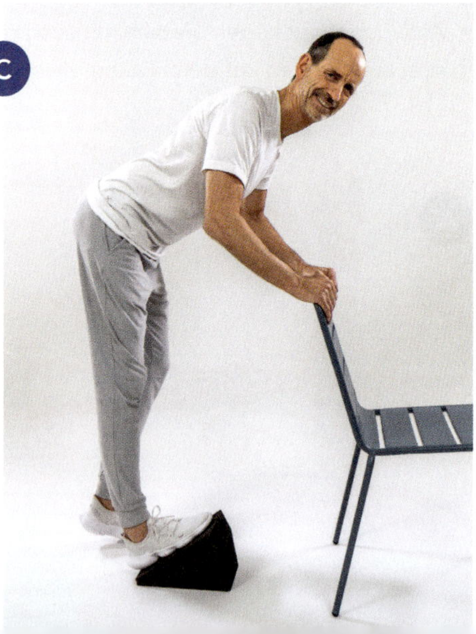

mend nach vorn und unten. Behalten Sie das Hohlkreuz bei! Achten Sie darauf, dass Ihr Becken dabei nicht nach hinten geht.

- *Gegenspannen:* Drücken Sie Ihren Vorfuß so kräftig wie möglich gegen die Keilfläche oder Bücher, ohne dass die Ferse dabei abhebt! Spannen Sie zugleich den rückwärtigen Oberschenkel so an, als wollten Sie Ihren Rumpf nach oben heben, ohne dass er sich wirklich hebt.
- *Aktivdehnung:* Stellen Sie sich neben die Keile und ziehen Sie Ihr Bein aus eigener Kraft mit vollständig gestrecktem Knie nach vorn sowie den Vorfuß in Richtung Knie. Blieben Sie dabei weiterhin in der vorgebeugten, abgestützten Körperhaltung mit geradem Rücken.

VARIANTE D

Diese Variante »sucht« nach anderen, ebenfalls verkürzten Muskel- und Faszientsträngen. Spüren Sie in sich hinein, ob Sie eine zusätzliche Dehnung wahrnehmen.
Sie können diese Außenrotation auch noch intensiver auf dem Knieretter üben.

- *Position:* Stehen Sie aufrecht vor der Stuhllehne. Gehen Sie teilweise oder maximal mit dem Oberschenkel inklusive Fuß in die Außenrotation. Drehen Sie dabei aber nicht Ihr Becken mit, sondern halten Sie es gerade, also parallel zum Stuhl. Stellen Sie den Rotationswinkel ein, in dem Sie die meiste Dehnung spüren, und strecken Sie das Knie durch. Das andere Bein bleibt leicht gebeugt. Gehen Sie mit dem Becken so weit nach vorn, dass die Dehnung maximal wird.

D

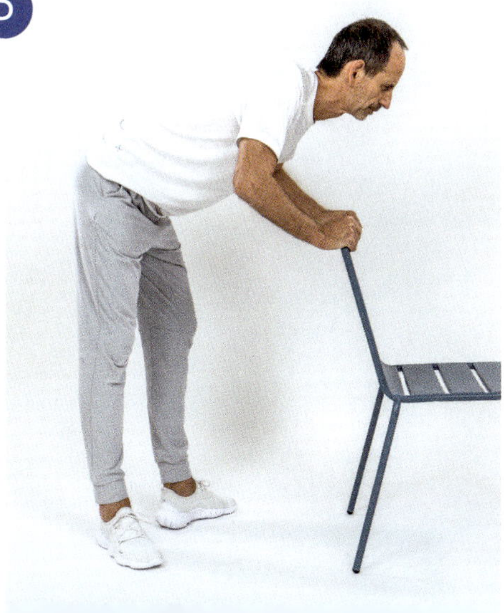

D

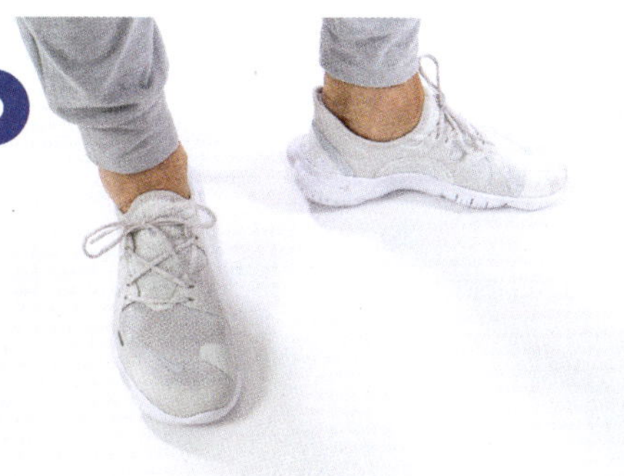

- *Dehnen:* Bleiben Sie mit Ihrem Becken in der gleichen Position und beugen Sie sich mit geradem Rücken in der Hüfte zunehmend nach vorn und unten. Behalten Sie das Hohlkreuz bei!
- *Gegenspannen:* Drücken Sie Ihren Vorfuß so kräftig wie möglich gegen den Boden, ohne dass die Ferse dabei abhebt! Spannen Sie zugleich den rückwärtigen Oberschenkel so an, als wollten Sie Ihren Rumpf nach oben heben, ohne dass er sich wirklich hebt.
- *Aktivdehnung:* Wie bei Variante C – nur dass Sie den Oberschenkel weiterhin nach außen rotieren.

VARIANTE E

Diese Variante »sucht« wie Variante D nach anderen, ebenfalls verkürzten Muskel- und Fasziensträngen – diesmal mit einer mehr oder weniger intensiven Innenrotation des Oberschenkels. Spüren Sie wieder in sich hinein, ob Sie eine zusätzliche Dehnung wahrnehmen. Gerne für intensiveres Aufdehnen auch mit den Keilen des Knieretters.

- *Position, Dehnen, Gegenspannen und Aktivdehnung:* wie bei D – nur jeweils mit einer Innenrotation des Oberschenkels.

VARIANTE F

Auch diese Variante »sucht« nach anderen, ebenfalls verkürzten Muskel- und Fasziensträngen. Diesmal verändern wir aber den seitlichen Winkel des Fußgelenks, indem wir den Fuß mithilfe eines Keils nach innen

E

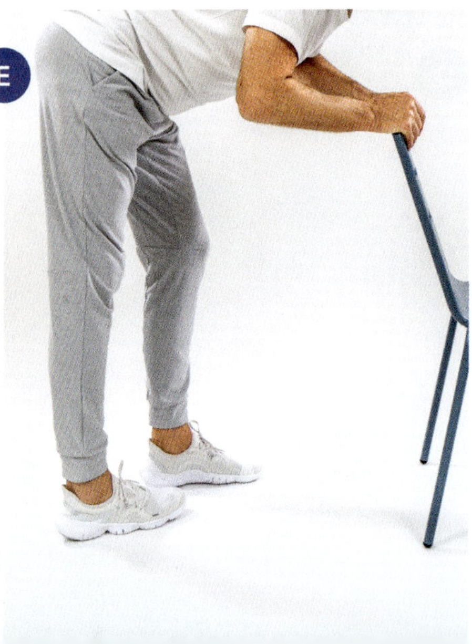

E

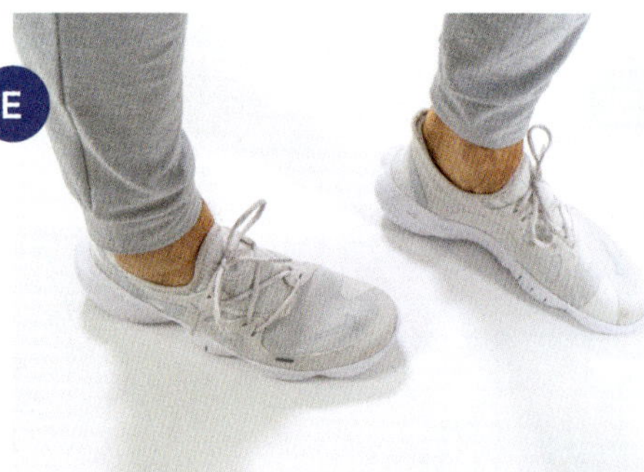

kippen. Spüren Sie wieder in sich hinein, ob Sie eine zusätzliche Dehnung wahrnehmen.

- *Position:* Stehen Sie aufrecht und stellen Sie den Fuß auf den flachen oder den steileren Keil des Knieretters – je nachdem, wie beweglich Sie sind. Das andere Bein ist leicht gebeugt. Halten Sie das Becken gerade, also parallel zum Stuhl, während Sie mit dem Becken so weit nach vorn gehen, dass die Dehnung maximal wird.
- *Dehnen:* Bleiben Sie mit Ihrem Becken in der gleichen Position und beugen Sie sich mit geradem Rücken in der Hüfte zunehmend nach vorn und unten. Behalten Sie das Hohlkreuz bei! (F)
- *Gegenspannen:* Drücken Sie Ihren Vorfuß so kräftig wie möglich gegen Knieretter oder Buch, ohne dass die Ferse dabei abhebt. Spannen Sie zugleich den rückwärtigen Oberschenkel so an, als wollten Sie Ihren Rumpf nach oben heben, ohne dass er sich wirklich hebt.
- *Aktivdehnung:* Wie bei Variante C – nur dass Sie Ihren Fuß in der gekippten Position lassen.

VARIANTE G

Diese Variante »sucht« wie Variante F nach anderen, ebenfalls verkürzten Muskel- und Fasziensträngen. Diesmal verändern wir den seitlichen Winkel des Fußgelenks in die Gegenrichtung. Spüren Sie auch hier wieder in sich hinein, ob Sie eine zusätzliche Dehnung wahrnehmen.

- *Position, Dehnen, Gegenspannen und Aktivdehnung:* wie bei F – nur liegt der Knieretter oder Ihre Alternative jetzt andersherum und kippt den Fuß nach außen.

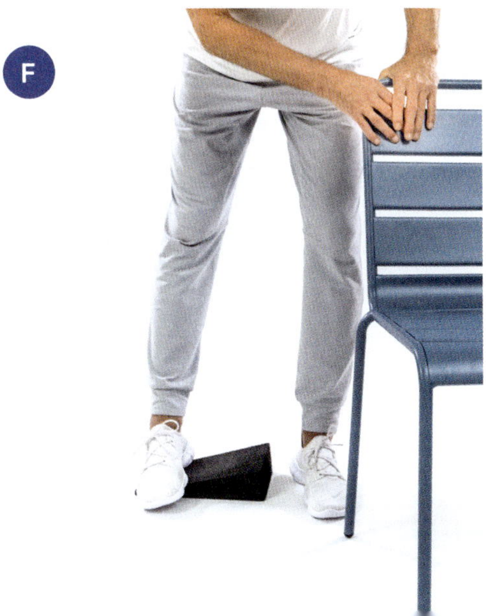

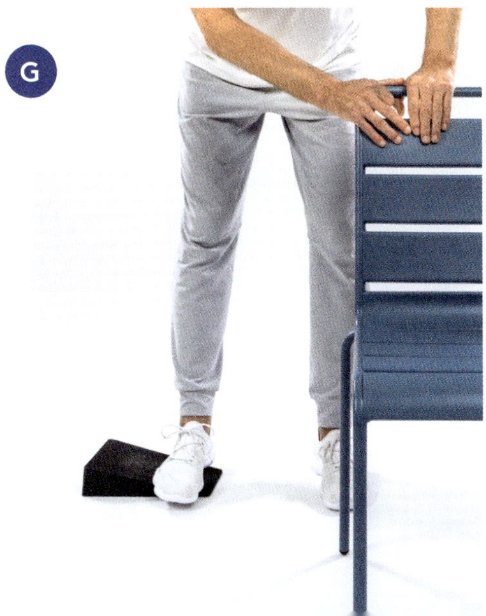

WADEN

Durch das viele Sitzen erhöht sich die Spannung in den Waden und kann unsere Kniegelenke bedrohen. Doch damit ist jetzt Schluss. Sie verstehen, worum es geht, und handeln entsprechend.

GRUNDÜBUNG

Der Vorteil dieser Übung ist, dass Sie sie fast überall leicht durchführen können – Sie brauchen nur etwas zum Dagegenlehnen.

Im Folgenden leiten wir die Übung und ihre Varianten beispielhaft für das linke Bein an.

- *Position:* Stellen Sie sich vor eine Wand. Machen Sie mit dem linken Bein einen Schritt nach hinten und strecken Sie das Knie vollständig. Richten Sie Ihren linken Fuß so aus, dass seine Mittellinie genau auf die Wand zeigt, er also im rechten Winkel zu ihr steht. Wählen Sie den Abstand so, dass Ihre linke Wade schon in leichter Spannung ist.
- *Dehnen:* Strecken Sie das linke Knie maximal durch und beugen Sie das rechte Knie, bis die Dehnung in der linken Wade deutlich wird. Steigern Sie die Dehnung, aber bleiben Sie in der Effizienz-Zone. (1)
- *Gegenspannen:* Spannen Sie Ihr Knie in die volle Streckung und versuchen Sie, sich

1

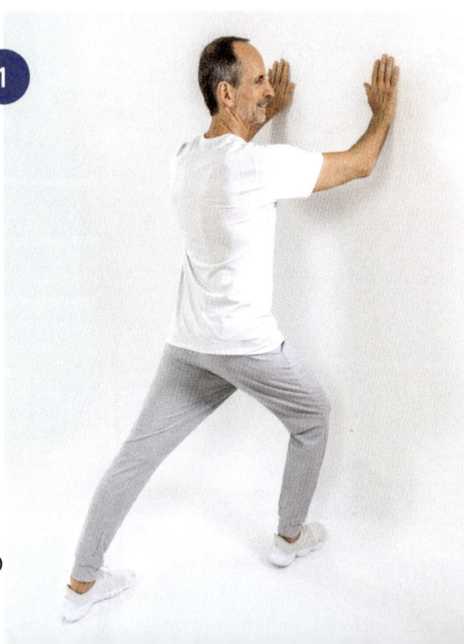

2

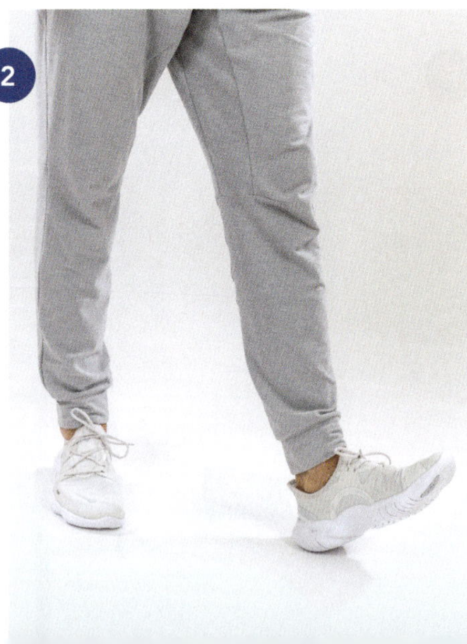

auf die Fußspitze zu stellen – die Ferse darf sich dabei aber nicht vom Boden lösen.
- *Aktivdehnung:* Stellen Sie sich aufrecht hin und nehmen Sie das linke Bein voll gestreckt leicht nach vorn. Ziehen Sie Ihren Fuß und alle Zehen maximal nach oben in Richtung Knie. (2)

VARIANTE A

Diese Variante eignet sich, wenn Ihnen keine Wand zur Verfügung steht oder Ihr Umfeld Ihr Üben nicht so deutlich wahrnehmen soll.
- *Position:* Machen Sie mit dem linken Bein einen Schritt nach hinten und strecken Sie das Knie vollständig. Richten Sie Ihren linken Fuß so aus, dass seine Mittellinie genau nach vorn zeigt. Wählen Sie Ihre Schrittlänge so, dass Ihre linke Wade schon in leichter Spannung ist.
- *Dehnen:* Strecken Sie das linke Knie maximal durch und beugen Sie das rechte Knie so, dass die Dehnung in der linken Wade deutlich wird. Steigern Sie die Dehnung, aber bleiben Sie in der Effizienz-Zone.
- *Gegenspannen:* Spannen Sie Ihr Knie in die volle Streckung und versuchen Sie, sich auf die Fußspitze zu stellen – die Ferse darf sich dabei aber nicht vom Boden lösen.
- *Aktivdehnung:* wie in der Grundübung. (2)

VARIANTE B

Diese Variante können Sie an jeder Treppe, Stufe oder auf entsprechend geschichteten Keilen des Knieretters üben.
- *Position:* Stellen Sie sich mit dem linken Vorfuß auf die Stufe oder auf die übereinandergelegten Keile und stützen Sie sich auf dem Treppengeländer oder einer

A

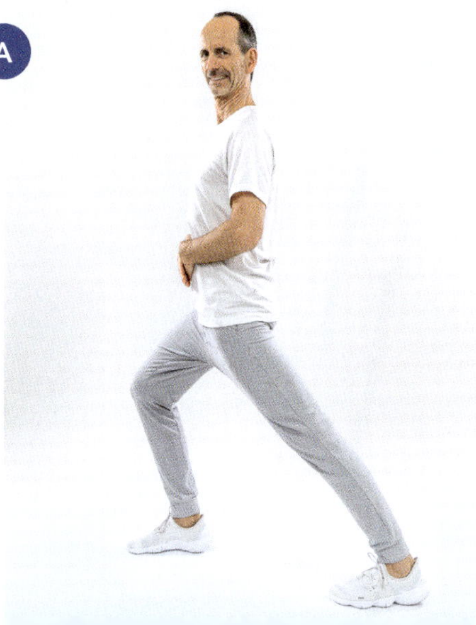

B

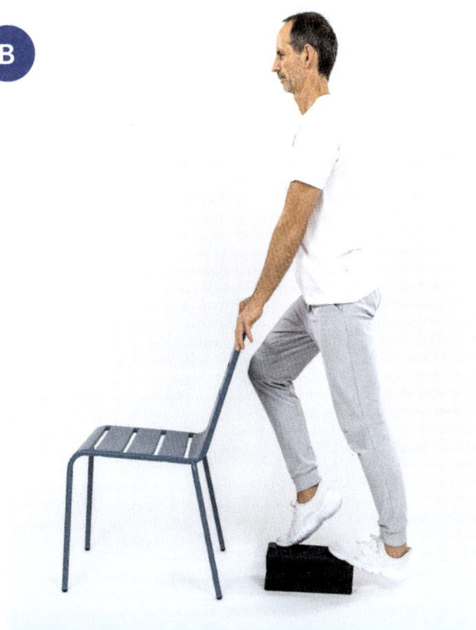

Stuhllehne ab. Strecken Sie das linke Knie vollständig und lassen Sie Ihr ganzes Gewicht auf Ihrem linken Vorfuß, während die hängende Ferse sinkt.

- *Dehnen:* Lassen Sie sich zunehmend in Richtung Ferse sinken.
- *Gegenspannen:* Spannen Sie Ihr Knie in die volle Streckung und versuchen Sie, sich auf die Fußspitze zu stellen. Spannen Sie aber Ihre Waden nur so weit an, dass Ihre Ferse sich gerade noch nicht nach oben bewegt.
- *Aktivdehnung:* wie in der Grundübung. (2)

VARIANTE C

Diese Variante können Sie an einem Stuhlbein, aber auch an einer Treppe, einem Türrahmen, Schrank oder anderen geeigneten Gegenstand üben.

- *Position:* Stellen Sie sich dicht vor den Stuhl oder anderen Widerstand. Strecken Sie das linke Knie vollständig und positionieren Sie Ihre Ferse so, dass Sie Ihren Fuß zwischen Stuhlbein und Boden »einklemmen« können.
- *Dehnen:* Gehen Sie näher an den Stuhl heran, bis Sie die richtige Dehnungsintensität erreichen. Steigern Sie die Dehnung in dem Maße, in dem das Gewebe nachgibt.
- *Gegenspannen:* Spannen Sie Ihr Knie in die volle Streckung und versuchen Sie, den Stuhl mit Ihrem Vorfuß wegzudrücken.
- *Aktivdehnung:* wie in der Grundübung. (2)

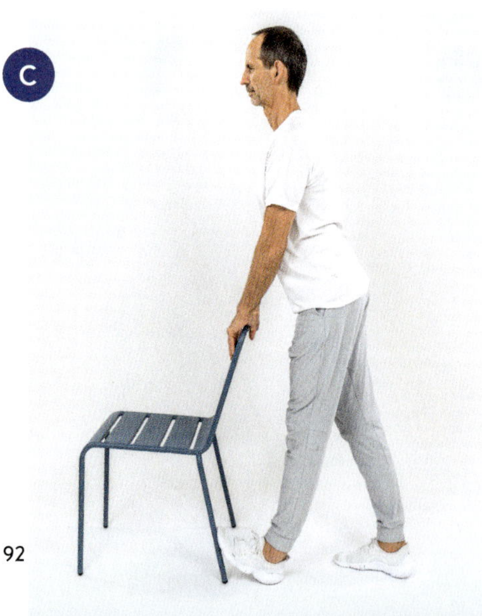

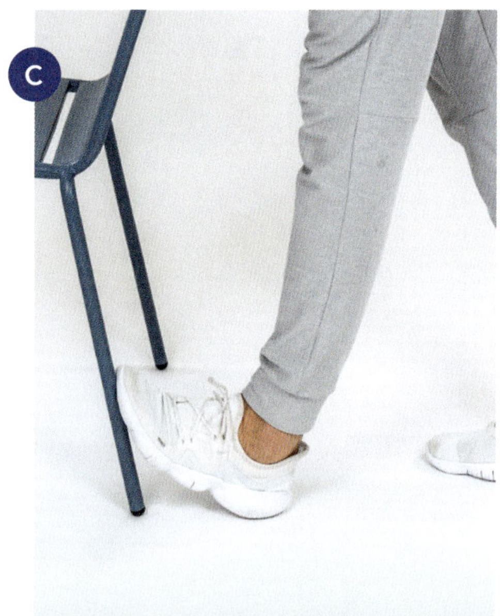

VARIANTE D

Die wirkungsvollste Variante zum Schluss. Außerdem hat sie den Vorteil, dass Sie sie immer üben können, wenn Sie einige Minuten lang zu Hause oder im Büro an einem Ort stehen: beim Zähneputzen, am Stehpult, beim Gemüseschnippeln oder Kaffeetrinken in der Küche … Sie ist höchst effektiv und kostet keine Extrazeit!

- *Position:* Stellen Sie den linken Fuß ganz auf die passend gestapelten Keile und strecken Sie das Knie vollständig durch. Sie sollten die Keilfläche mit der Ferse gerade so berühren können. Stützen Sie sich an der Stuhllehne, dem Waschbecken, dem Küchentresen, dem Arbeitstisch oder Ähnlichem ab. Die Feineinstellung machen Sie, indem Sie Ihre Hüfte weiter nach vorn oder hinten bewegen.
- *Dehnen:* Gehen Sie zunehmend mit der Hüfte nach vorn, bis Sie die richtige Dehnungsintensität erreichen. Steigern Sie die Dehnung in dem Maße, in dem das Gewebe nachgibt.
- *Gegenspannen:* Spannen Sie Ihr Knie in die volle Streckung und versuchen Sie, sich auf den Vorfuß zu stellen. Begrenzen Sie aber Ihre Kraft so, dass Ihre Ferse gerade noch nicht abhebt.
- *Aktivdehnung:* wie in der Grundübung, die wir unten noch einmal zeigen. (2)

D

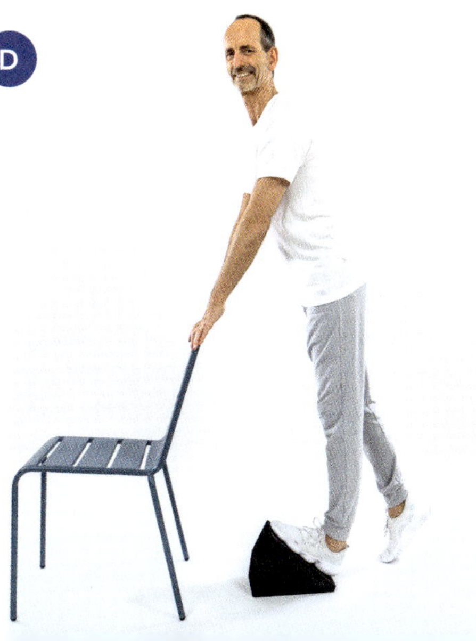

2

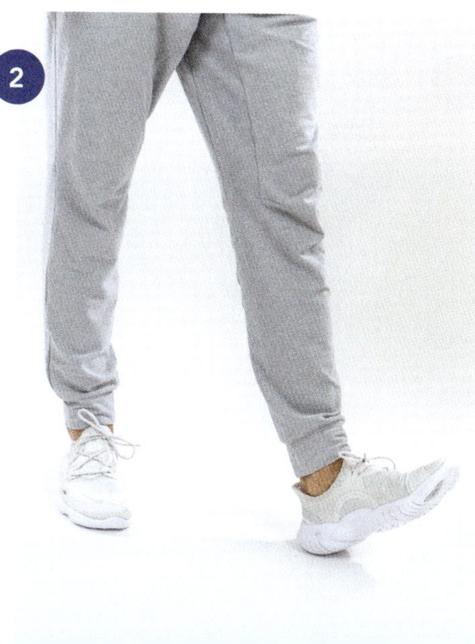

KNIEGELENKE

Diese Übung hat das Ziel, das Kniegelenk dosiert auf Drehung zu belasten. Dadurch werden weitere hilfreiche Entspannungsreize gesetzt.

GRUNDÜBUNG

Machen Sie diese Grundübung bitte immer in beide Drehrichtungen, egal welches Bein betroffen ist. Zunächst wie gezeigt nach links, anschließend genau so nach rechts.

- *Position:* Stellen Sie sich mit Ihrer linken Seite dicht neben eine Wand. Richten Sie Ihre Füße parallel in Schulterbreite aus und belasten Sie beide Füße so, dass sie während der gesamten Übung nicht verrutschen. Strecken Sie beide Knie durch. Halten Sie Ihren Rumpf aufrecht. (1)

1

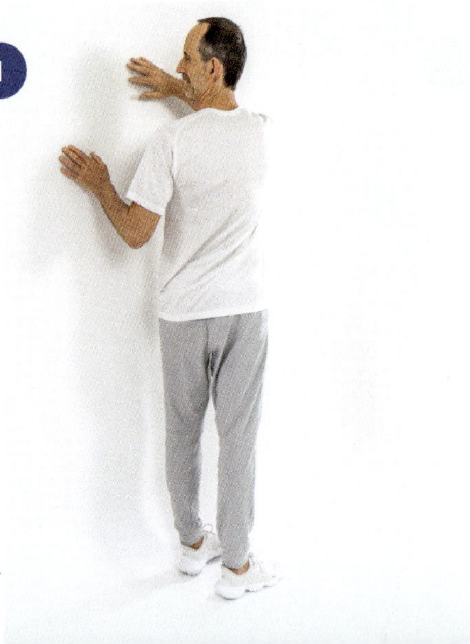

- *Dehnen:* Strecken Sie beide Knie maximal durch und ziehen Sie sich mit den Händen an der Wand nach links in die Drehung. Achten Sie darauf, dass Ihre Füße unverändert parallel zur Wand stehen bleiben! Halten Sie die Dehnungsintensität während der Übung im effizienten Bereich. (1)
- *Gegenspannen:* Spannen Sie beide Knie in die volle Streckung, halten Sie sich gerade in der erreichten Position, während Sie versuchen, sich zurückzudrehen.
- *Aktivdehnung:* Nehmen Sie die Hände von der Wand und drehen Sie sich aus eigener Kraft so weit wie möglich nach links.

VARIANTE A

Üben Sie diese Variante mit dem betroffenen Bein. Wir leiten sie für das linke Knie an. Die Übung konzentriert sich auf die Innenrotation des Knies. Kombinieren Sie immer die Varianten A und B, damit Sie Ihre Beine ausgeglichen dehnen.

- *Position:* Laufen Sie mit dem rechten Fuß nach links, sodass Ihr ganzer Körper sich nach links dreht, während der linke Fuß stehen bleibt. Strecken Sie dabei das linke Knie vollständig.

- *Dehnen:* Gehen Sie so weit nach links, dass die Intensität effizient bleibt.
- *Gegenspannen:* Spannen Sie Ihr linkes Knie in die volle Streckung und spannen Sie die Muskeln so an, als ob Sie den linken Fuß nach außen drehen wollten.
- *Aktivdehnung:* Stellen Sie sich im parallelen Stand auf Ihr rechtes Bein, heben Sie den linken Fuß bei gestrecktem Bein vom Boden ab und drehen Sie Ihr linkes Bein und den Fuß maximal nach innen.

VARIANTE B

Üben Sie auch diese Variante mit dem betroffenen Bein. Wir zeigen sie für das linke Knie. Die Übung konzentriert sich auf die Außenrotation des Knies. Kombinieren Sie immer die Variante B mit der Variante A, damit Sie Ihre Beine ausgeglichen dehnen.

- *Position:* Laufen Sie mit dem rechten Fuß nach rechts, sodass Ihr Körper sich nach rechts dreht, während der linke Fuß stehen bleibt. Strecken Sie dabei das linke Knie vollständig.
- *Dehnen:* Gehen Sie so weit nach rechts, dass Sie mit der Dehnungsintensität in der Effizienz-Zone bleiben.
- *Gegenspannen:* Strecken Sie Ihr linkes Knie vollständig und spannen Sie die Muskeln so an, als ob Sie den linken Fuß nach innen drehen wollten.
- *Aktivdehnung:* Stellen Sie sich im parallelen Stand auf Ihr rechtes Bein, heben Sie den linken Fuß bei gestrecktem Bein vom Boden ab und drehen Sie Ihr linkes Bein und den Fuß maximal nach außen.

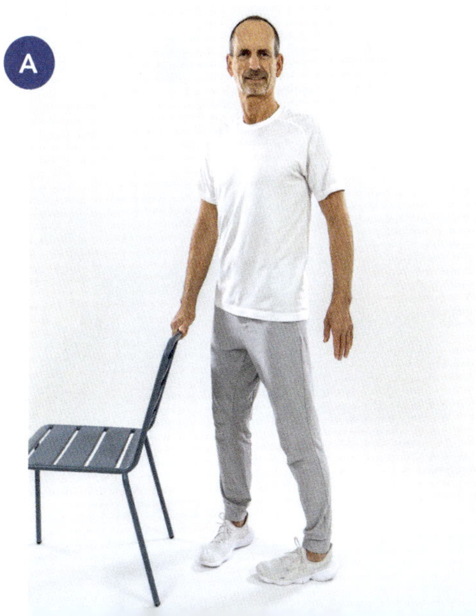

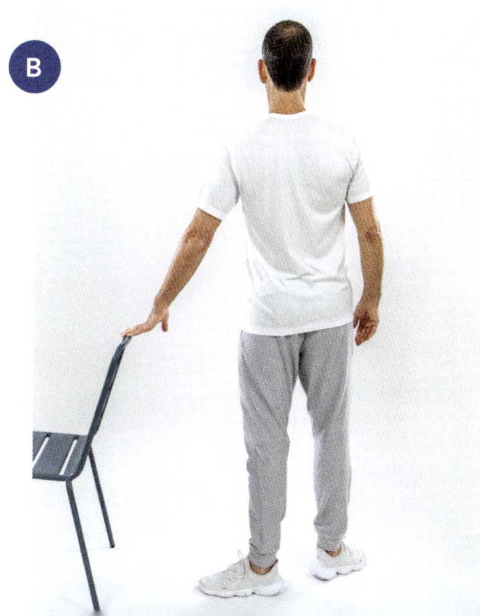

INNENSEITE DER OBERSCHENKEL

In unserem Bewegungsalltag kommen gespreizte, gestreckte Beine nicht vor. Das Aufdehnen der Innenseite kann daher bei Schmerzen an der Knieinnenseite sehr wichtig sein.

GRUNDÜBUNG

Suchen Sie sich einen Stuhl, Tisch, ein Sideboard, eine Fensterbank oder Ähnliches. Es sollte hoch genug sein, um sich im Stehen so aufstützen zu können – mit den Händen oder mit den Unterarmen bei gebeugtem Ellenbogen –, sodass Ihr Rumpf aufrecht bleibt. Beim Verlassen der Dehnung hilft Ihnen die stützende Kraft der Arme.

- *Position:* Stellen Sie sich in eine leichte Grätsche und stützen Sie sich ab. Strecken Sie Ihre Knie durch und schieben Sie Ihre Füße weiter auseinander, indem Sie sie abwechselnd mit den Spitzen und Fersen drehen, bis Sie die Dehnung spüren. (1)
- *Dehnen:* Gehen Sie mit den Füßen immer weiter auseinander, bis die Dehnungsintensität in der Effizienz-Zone ist.
- *Gegenspannen:* Versuchen Sie, Ihre Füße aufeinander zuzubewegen.
- *Aktivdehnung:* Legen Sie sich auf den Rücken, die Beine auf einem möglichst gleitfähigen Boden, und ziehen Sie Ihre Füße so weit wie möglich auseinander. (2)

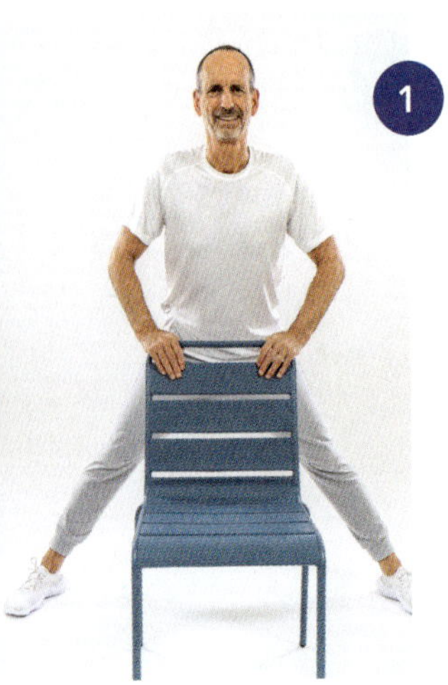

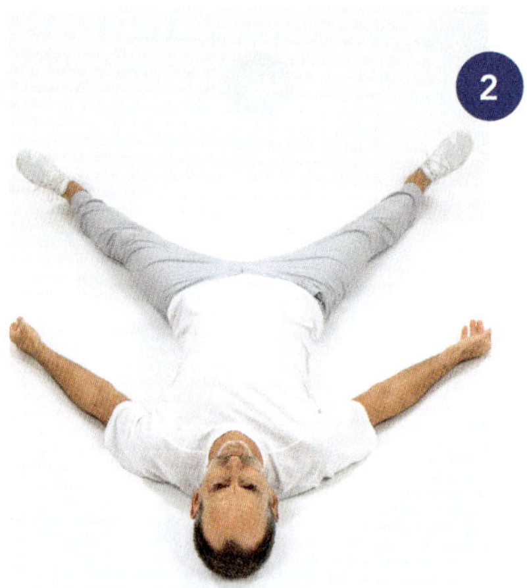

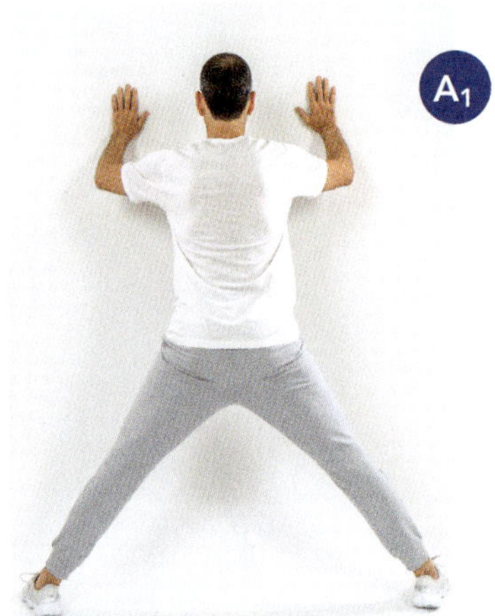

VARIANTE A

Suchen Sie sich eine Wand (A_1) oder stehen Sie frei, wenn Sie das nötige Gleichgewicht haben (A_2). Bei diesen beiden Varianten müssen Sie nur sicher sein, dass Sie sich mit Ihrer Beinkraft wieder »hocharbeiten« können. Gehen Sie deswegen nicht so tief, dass Sie Gefahr laufen, nicht mehr hochzukommen, da Sie jetzt auf die unterstützende Kraft der Arme verzichten müssen.

- *Position, Dehnen, Gegenspannen, Aktivdehnung:* wie in der Grundübung – nur ohne Stütze.

VARIANTE B

Die Stuhllehne oder Fläche zum Abstützen sollte für Sie niedrig genug sein, um sich mit den Händen oder mit den angewinkelten Unterarmen so aufstützen zu können, dass Sie Ihren Rumpf im geeigneten Beugewinkel gut halten können. Beim Verlassen der Dehnung hilft Ihnen die Kraft der Arme.

- *Position, Dehnen, Gegenspannen:* wie bei der Grundübung – nur dass Sie sich jetzt etwas weiter vom Stuhl entfernt hinstellen und sich mit geradem Rücken aus der Hüfte zunehmend nach vorn und unten beugen. (B_1)
- *Aktivdehnung:* Legen Sie sich parallel vor eine Wand auf den Rücken. Drehen Sie Ihren Rumpf so, dass Ihr Gesäß zur Wand rutscht und Sie gleichzeitig mit den Füßen an der Wand »hochlaufen« können. Lehnen Sie die Fersen an die Wand. Halten Sie mit dem Gesäß so viel Abstand von ihr, dass die Knie gestreckt bleiben können. Ziehen Sie Ihre Füße mit eigener Muskelkraft so weit wie möglich auseinander. (B_2)

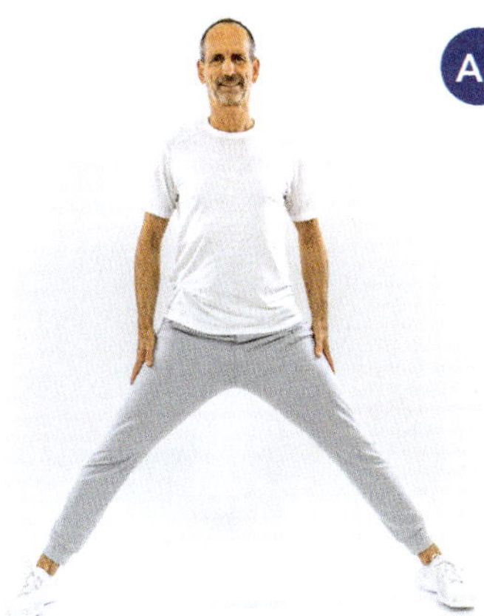

A_2

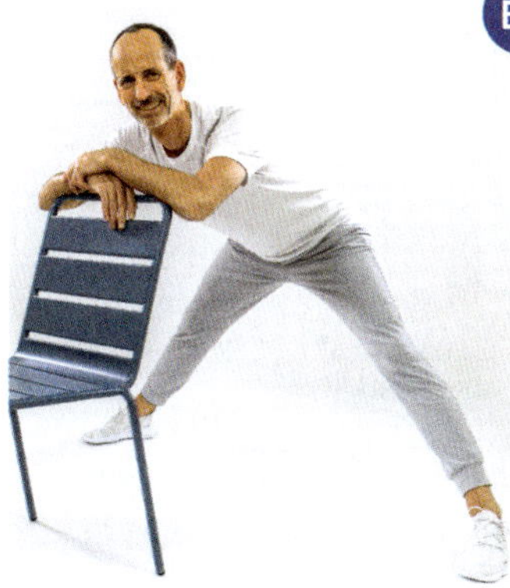

B_1

B_2

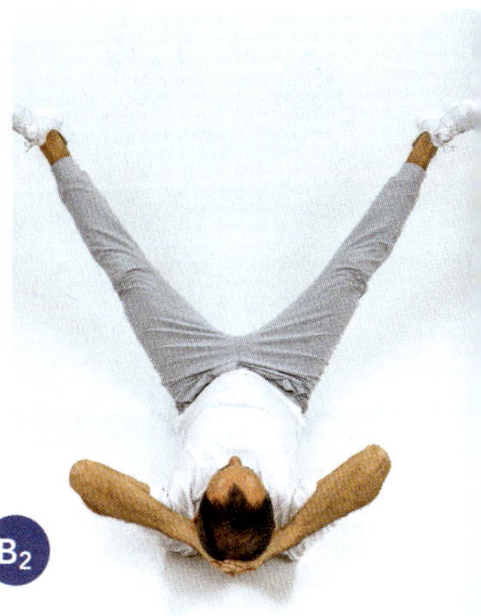

AUSSENSEITE DER BEINE

Die Beinaußenseite ist bei den meisten Menschen sehr verspannt und die beteiligten Muskeln sind gestresst. Vor allem wenn die Außenseite des Knies schmerzt, kann diese Übung helfen.

GRUNDÜBUNG

Üben Sie vor einem Stuhl oder Ähnlichem, damit Sie Ihr Gleichgewicht leichter halten können. Die Übung ist beispielhaft für die linke Seite beschrieben.

- *Position:* Stehen Sie schulterbreit, halten Sie die Schlaufe mit der linken Hand und stellen Sie den linken Fuß hinein. Greifen Sie mit der rechten Hand von hinten zwischen Ihren Beinen durch und nehmen Sie die Schlaufe. Verlagern Sie Ihr Gewicht auf das rechte Bein und stellen Sie Ihren linken Fuß hinter dem rechten Bein so weit wie möglich nach rechts.
  Schieben Sie Ihr Becken nach links und beugen Sie sich mit dem Oberkörper seitlich nach rechts. Drehen Sie Ihr Becken leicht nach links und rechts und verharren Sie in der Position, in der Sie die meiste Dehnung verspüren. (1)
- *Dehnen:* Ziehen Sie sich an der Schlaufe zunehmend tiefer in die Seitbeugung, sodass Ihre Dehnungsintensität immer in der Effizienz-Zone bleibt.

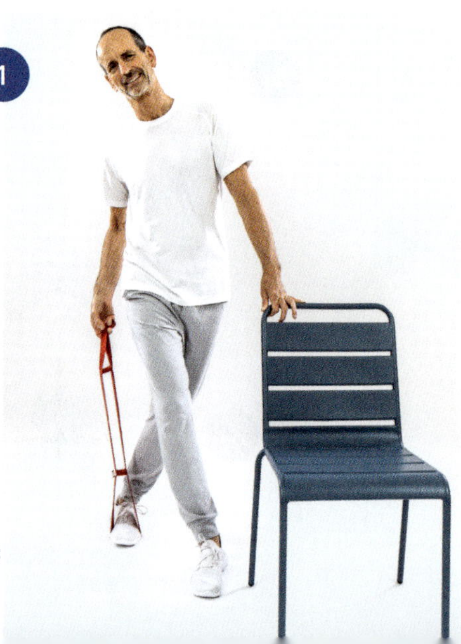

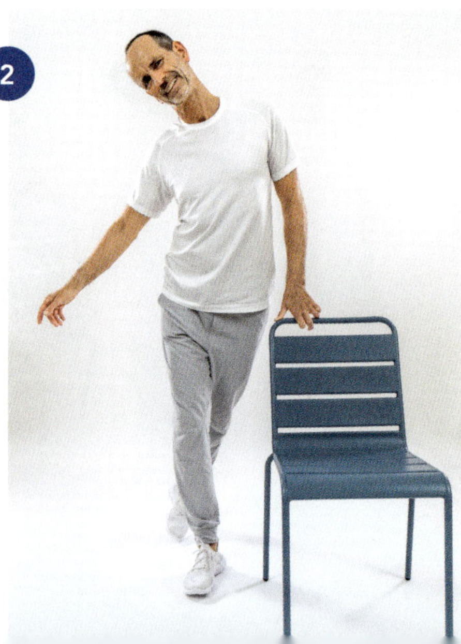

- *Gegenspannen:* Versuchen Sie, Ihren Rumpf nach oben und links zu ziehen.
- *Aktivdehnung:* Verlagern Sie Ihr Gewicht auf den rechten Fuß, sodass der linke in der Luft schwebt. Lassen Sie die Schlaufe los und ziehen Sie dann aus eigener Kraft das linke Bein und den Schultergürtel nach rechts. (2)

VARIANTE A

Wenn Sie genug Kraft haben, können Sie sich mit dem gestreckten Arm am Stuhl oder Boden (Variante C) abstützen und direkt in die Position gehen. Wenn Sie das nicht können, lehnen Sie sich auf einen Sessel, einen weichen Stuhl oder eine Couch. Die folgende Anleitung ist beispielhaft für die linke Seite.

- *Position:* Stützen Sie sich seitlich mit dem linken Unterarm und der anderen Hand auf dem Sessel ab. Schieben Sie Ihr linkes Bein hinter dem rechten Bein durch, bis das linke gestreckt ist und der Fuß seitlich auf dem Boden liegt. Lehnen Sie sich bei Bedarf mit dem Oberkörper auf den Sessel. Heben Sie gegebenenfalls das Becken an und richten Sie Ihren Oberkörper auf, sodass Sie nicht in der Vorbeuge sind, da Sie die Dehnung sonst nicht mehr genau dosieren können.

Drehen Sie Ihr Becken leicht nach links und rechts und verharren Sie in der Position, in der Sie die meiste Dehnung an der Knieaußenseite verspüren.

Oft funktioniert es am besten, wenn Sie den Fuß des rechten (angewinkelt aufgestellten) Beins etwas weiter vorn aufsetzen und so die Hüfte etwas nach links gedreht ist.

A

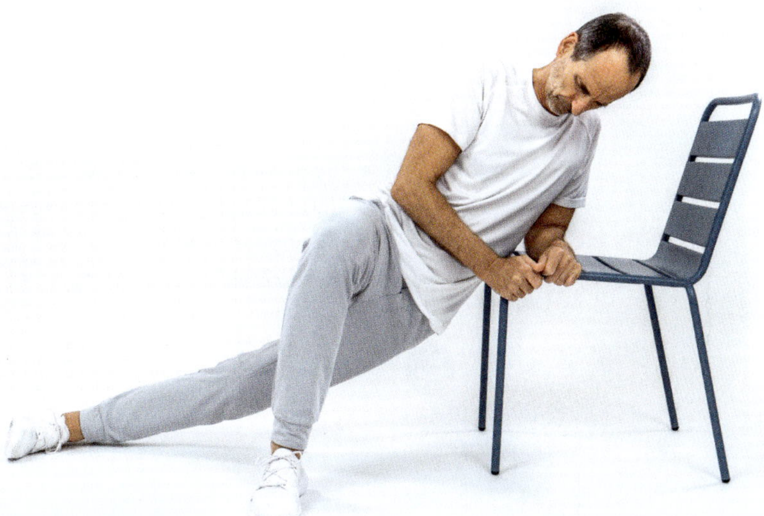

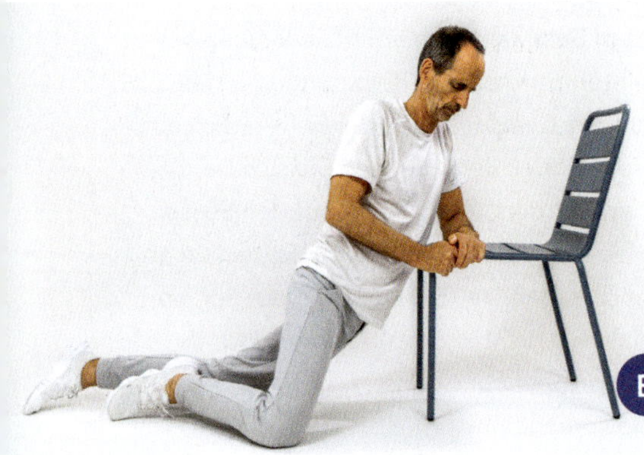

B

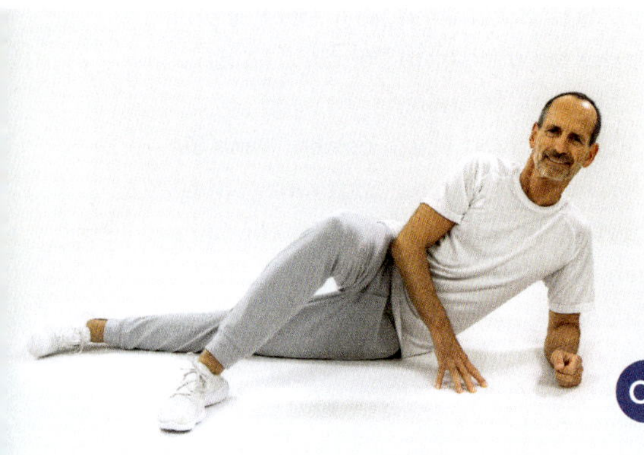

C_1

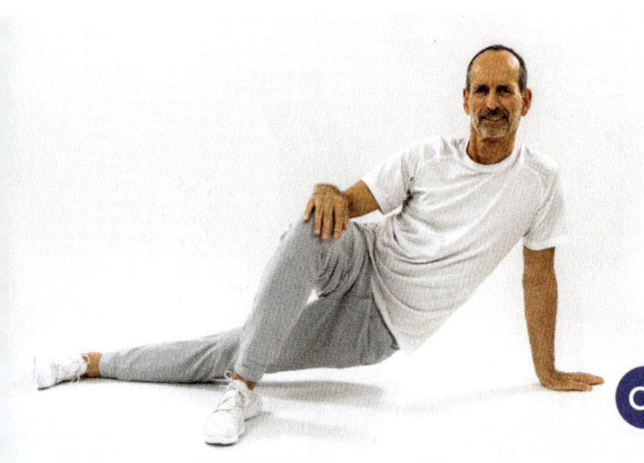

C_2

- *Dehnen:* Lassen Sie sich von der Schwerkraft weiter in die Seitbeugung ziehen, sodass die Dehnungsintensität in der Effizienz-Zone bleibt.
- *Gegenspannen:* Versuchen Sie, Ihren linken Fuß und Ihr linkes Knie in den Boden zu ziehen, ohne dass sich dabei das Becken bewegt.
- *Aktivdehnung:* wie in der Grundübung im Stand.

VARIANTE B

- Diese Variante funktioniert genau wie die Variante A – mit dem einzigen Unterschied, dass Sie die Hüfte weiter drehen und das rechte (angewinkelte) Knie am Boden ablegen. Dadurch wird ein anderer Teil dieses wichtigen Muskel-Faszien-Strangs an der Beinaußenseite gedehnt.

VARIANTE C

- Diese Variante funktioniert ebenfalls wie Variante A – mit dem Unterschied, dass Sie sich jetzt mit dem linken Unterarm am Boden abstützen und das linke Bein ganz aufliegt. (C_1)
- Oder Sie stützen sich – wenn bei dieser Höhe zu wenig Dehnung zu spüren ist – mit angehobenem Becken auf den durchgestreckten linken Arm. (C_2)

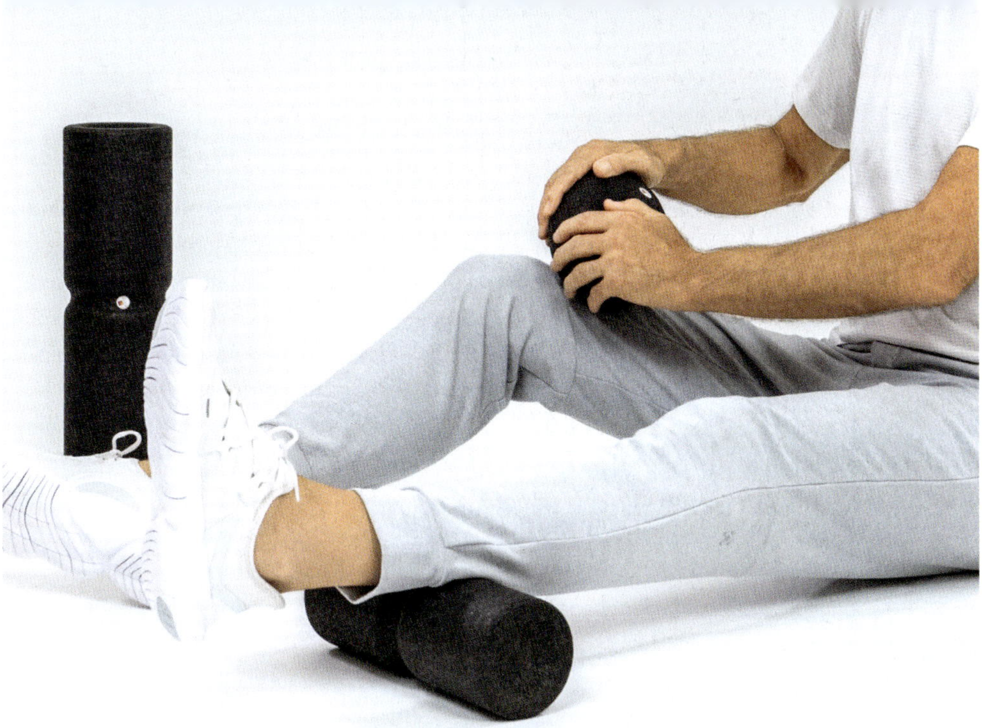

DIE FASZIEN-ROLLMASSAGE

Faszien-Rollmassagen können vor allem auf 2 Ebenen Wirkungen entfalten, die den Effekt unserer Liebscher & Bracht Übungen® unterstützen und Ihnen dabei helfen, sie besser auszuführen, und auch die Osteopathie sinnvoll ergänzen. Einerseits regt die Massage den Stoffwechsel in Beinen und Knien an, andererseits lässt sie Muskeln und Faszien entspannter und flexibler werden.

WIRKUNG AUF 2 EBENEN

Die erste Wirkungsebene ist die des Stoffwechsels. Wenn Sie Knieschmerzen haben, dann wird der Stoffwechsel in der Umgebung des Kniegelenks häufig auch heruntergefahren, weil die Schmerzen meist zu weniger Bewegung führen. Das liegt daran, dass der Stoffwechsel direkt von der Muskelbewegung beeinflusst wird. Diese wirkt wie eine Pumpe und unterstützt den Blutkreislauf und das Lymphsystem dabei, wichtige Nährstoffe in die Peripherie des Körpers zu transportieren und Stoffwechselabfälle zurück zu den Ausscheidungsorganen zu bringen. Gerade bei den Beinen spielt die Bewegung eine große Rolle, da sie weit vom Herz entfernt sind. Der Stoffaustausch über die kleinen Blutgefäße (Kapillaren) und vor allem in den Zwischenzellräumen ist hier auf das Laufen und andere Beinbewegungen angewiesen.

Unser Bewegungsapparat ist dafür ausgelegt, mehrere Kilometer am Tag zurückzulegen. Die Beine sind also schon wegen des heutigen allgemeinen Bewegungsmangels unterversorgt – durchschnittlich legen Menschen nur etwa 4900 Meter am Tag zurück[107], was weit hinter den gängigen Empfehlungen von etwa 10.000 Schritten pro Tag liegt.[108]. Wer nun Schmerzen im Knie hat, reduziert die Bewegung noch einmal zusätzlich, sodass die Knie meist viel zu wenig bewegt werden. Da die Muskeln, die die Bewegung des Kniegelenks auslösen, bis hinunter zum Fuß und herauf zum Becken reichen, kann der Stoffwechsel des ganzen Beins darunter leiden. Die Faszien-Rollmassage kann nun helfen, den Stoffwechsel im schmerzenden, bewegungsarmen Bereich in Schwung zu bringen. Wir gehen davon aus, dass das Fasziengewebe dadurch ausgedrückt wird wie ein Schwamm. So wird das »schmutzige Wasser« herausgedrückt und frisches Wasser kann aus dem Kapillarsystem nachfließen. Wir möchten dadurch den Transport von Nährstoffen fördern und Stoffwechselabfälle (Zellreste, überschüssiges Eiweiß, andere abgelagerte Stoffe, die nicht ausgeschieden werden konnten) wieder »in Umlauf bringen«, damit sie dorthin gebracht werden, wo der Körper sie verwenden, recyceln oder ausscheiden kann. Die zweite Ebene ist die der Muskeln und Faszien, die durch die Rollmassage zusätzlich entspannt werden. Denn Faszien-Rollmassagen können eine ähnlich positive Wirkung auf das Muskel- und Fasziengewebe haben wie Dehnübungen.[109] Damit eignen sie sich hervorragend zur Vorbereitung oder Ergänzung der Liebscher & Bracht Übungen®. Sie können dazu beitragen, Ihre Knieschmerzen zu

Die Rollmassage regt den Stoffwechsel an, wirkt entspannend und vermittelt Ihnen ein gutes Körpergefühl.

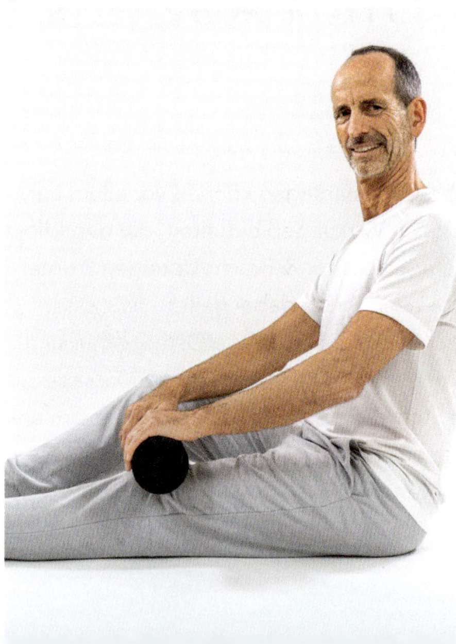

verringern, denn durch die Faszien-Rollmassage werden sehr viele unterschiedliche Rezeptoren geschaltet – darunter freie Nervenendigungen der sensiblen Nervenzellen des Rückenmarks, die in allen schmerzempfindlichen Geweben des Körpers vorkommen (Nozizeptoren). Allein im Fasziengewebe befinden sich etwa 250 Millionen Nervenenden.[110] Faszien sind damit schmerzempfindlich und spielen bei der Schmerzmessung und -wahrnehmung (Nozizeption) wahrscheinlich eine noch größere Rolle, als bislang angenommen wurde.[111, 112] Bei einer Faszien-Rollmassage sollen diese Nozizeptoren genau wie die Rezeptoren in der Knochenhaut angesprochen werden, weshalb wir mit großem Druck rollen, um die Entspannung möglichst tief ins Gewebe zu bringen und die Rezeptoren zu erreichen.

WAS IST DAS BESONDERE AN DER FASZIEN-ROLLMASSAGE?

Damit eine Faszien-Rollmassage wirklich effektiv ist, müssen bestimmte Faktoren erfüllt sein. Der erste ist die Verwendung von geeigneten Rollen und Kugeln. Ihre Form und Festigkeit machen es überhaupt erst möglich, die gewünschten Ergebnisse zu erreichen. Der zweite Faktor ist die spezielle Rolltechnik. Wir empfehlen, immer in eine Richtung zu rollen, nämlich in die Rückflussrichtung des Blutes, die auch die Richtung des Lymphflusses ist. Wir rollen sehr langsam und sehr fest. Nach unserer Auffassung ist es dadurch am ehesten möglich, den Stoffwechsel »anzuschieben«. Denn die Zwischenzellräume sind so winzig, dass die Flüssigkeit nur eine Chance hat, wirklich »mitbewegt« zu werden, wenn der Strömungsdruck hoch genug und die Vorwärtsbewegung langsam genug ist. Dieses sehr langsame Rollen hat demnach noch einen weiteren wichtigen Vorteil: Es wirkt sich auf die Arbeit der Fibroblasten aus. Diese Fibroblasten sind die Zellen im Gewebe, die die Faszie bauen und auch je nach Bedarf umbauen – zum Beispiel Fäden wegnehmen, parallel hinzufügen, Bündel gestalten –, die also das Fasziengeflecht permanent verändern.

Wer ist der »Baumeister«, der den Fibroblasten vorgibt, was zu tun ist? Das ist die Bewegung und die aus ihr resultierenden Belastungen. Steigt die Belastung, werden die Faszien verstärkt, sinkt sie, werden die Faszien abgebaut. Und jetzt wird es spannend. Finden nämlich bestimmte Bewegungen nicht mehr statt, werden manche Gelenkwinkel nicht mehr eingenommen, sodass die Faszie nicht mehr auf Länge gebracht wird. Dann entartet die Faszie: Sie verfilzt[113, 114] – ähnlich wie ein herrlich weicher, dehnbarer Wollpullover zu einem kratzenden, steifen Etwas mutiert, wenn er zu heiß gewaschen wird. Die wohlgeordnete, flexible Scherengitterstruktur der Faszie verfilzt zunehmend, verklebt und wird mit der Zeit immer unnachgiebiger, steifer und fester.

Die Faszienforschung fand heraus, dass Flimmerhärchen (Zilien) an den Fibroblasten eine mitgestaltende Wirkung besitzen. Die Winkelveränderung dieser Härchen, hervorgerufen durch die Zwischenzellflüssigkeit, welche die Fibroblasten umströmt, ist anscheinend ein Auftragssignalgeber. Demnach können die Fibroblasten bei einer Winkelveränderung dieser Flimmerhärchen damit beginnen, die Fasern umzubauen.[115] Da wir sehr langsam rollen – und deswegen die Flimmerhärchen vermutlich in der langsamen Strömung nur wenig bewegt werden –, gehen wir davon aus, dass unser Rollen dazu beiträgt, dass überflüssige, verfilzte Fasern weggenommen werden. So kann die Faszie – auch in Verbindung mit den Übungen – viel schneller wieder in Richtung Flexibilität umgebaut werden. Da die Verfilzungen als überschüssige Fasern zu betrachten sind, resultiert aus deren Abbau keine Schwäche, sondern genau die richtige Widerstandsfähigkeit – so unser Erklärungsmodell.

ZUM TAGESAUSKLANG

Wir gehen davon aus, dass Sie diese Rollmassagen lieben lernen. Sie können Sie begleitend zum Tagesausklang – gern gemeinsam rollend – mit Gesprächen oder Musikhören oder auch Fernsehen kombinieren und anschließend völlig entspannt schlafen.

SO WENDEN SIE DIE FASZIEN-ROLLMASSAGE AN

- Rollen Sie die in den folgenden Anleitungen gezeigten Bereiche in Richtung der Pfeile. Mit der Medi-Rolle und der Mini-Rolle rollen wir immer in eine Richtung. Mit der Medi-Kugel und der Mini-Kugel rollen wir in kleinen Spiralen entlang einer vorgegebenen Linie. Dabei sollen die Faszie und die Rezeptoren in diesem Bereich eher punktuell ausgedrückt und die Zwischenzellflüssigkeit ringsum verdrängt werden.
- Mit der Kugel-Rolle rollen wir – wie bei den Rollen – in eine Richtung, heben und senken dabei aber jeweils das eine und das andere Ende, sodass wir gleichzeitig seitliche Flüssigkeitsverschiebungen erzeugen.
- Bleiben Sie beim Rollen immer in Bewegung. Nur wenn Sie das Verlangen verspüren, den Druck länger an einer Stelle zu genießen, verweilen Sie so lange, wie es sich gut anfühlt und die Entspannung sich bemerkbar macht.
- Nehmen Sie sich am besten so viel Zeit, dass Sie so langsam wie möglich rollen können – kurz vor dem Stehenbleiben.
- Zwischen wiederholten Faszien-Rollmassagen an derselben Stelle sollte ein angemessener Zeitabstand liegen, um dem Körper die Möglichkeit zur Regeneration zu lassen. Wir empfehlen, die Faszien-Rollmassage für einen bestimmten Bereich 1-mal pro Tag mit viel Druck an 6 Tagen in der Woche durchzuführen.

Die Schwerkraft oder die eigene Kraft nutzen

Es gibt 2 Möglichkeiten, einen hohen Anpressdruck aufzubauen:

- Sie nutzen die Schwerkraft, geben Ihr Gewicht auf die Rolle oder Kugel ab und stellen oder legen sich dafür auf den Boden oder lehnen sich gegen eine Wand. Solange es Ihnen schwerfällt, sich am Boden abzustützen, sollten Sie an der Wand üben, um die richtige Intensität leichter kontrollieren zu können. Das Abstützen am Boden sollten Sie aber immer wieder ausprobieren. Stützen Sie sich zunächst vor allem auf Ihre Knie und Unterarme und legen Sie Ihren Körper so weit wie nötig auf dem Boden ab. Der Rest ergibt sich durch stetiges Ausprobieren. Zur Belohnung stellt sich oft eine bessere Bewegungsfitness ein, die Ihren Alltag zunehmend leichter macht, und Ihre Schmerzen können mit der Zeit sinken.
  Beim Rollen ist es wichtig, dass Sie jederzeit Kontrolle über die Höhe des Anpressdruckes haben, denn die durch das Rollen ausgelöste Intensität sollte wie bei allen Übungen in unserer Effizienz-Zone liegen, also deutlich spürbar, aber gut erträglich sein.
  Stellen Sie bitte auch sicher, dass Sie nicht abrutschen oder gar fallen können.
- Oder Sie greifen die Rolle oder Kugel und pressen sie, während Sie rollen, gegen den entsprechenden Körperbereich. Setzen Sie dafür bitte möglichst alle Finger beider Hände gleichzeitig ein. Das geht natürlich nur in Körperpositionen, in denen Sie sich nicht mit einer Hand abstützen müssen. Beide Hände gleichzeitig zu benutzen, ist wichtig, weil Sie nur so den Druck mit einer Hand halten können, während die andere schon weiterwandert, um die Rolle weiterzubewegen. Ansonsten würden Sie den Druck beim Umgreifen unterbrechen, sodass die Zwischenzellflüssigkeit, die Sie verschieben wollen, zurückfließt.

Wann immer es Ihnen möglich ist, sollten Sie die Schwerkraftvariante nutzen, da Sie so einen höheren Druck erzeugen können und während der Vorwärtsbewegung nicht umgreifen müssen.

DAS BRAUCHEN SIE FÜRS ÜBEN

- 10 bis 15 Minuten Zeit und Ruhe.
- Je nach den Varianten, die Sie üben möchten, einen Platz auf festem Boden, eine Wand, an die Sie sich lehnen können, einen Stuhl oder ein anderes Sitzmöbel.
- Unser Faszien-Rollmassage-Set – oder alternative Hilfsmittel (siehe ab Seite 56).
- Wenn Sie Ihre Übungsmöglichkeiten erweitern möchten, können Sie noch zusätzlich die Maxi-Rolle und die Kugel-Rolle verwenden.

VORDERSEITE DER BEINE

Versuchen Sie, diesen großen 4-teiligen Muskel mit kleinen Veränderungen des Winkels der Rolle oder Ihres Aufliegewinkels möglichst umfassend abzurollen.

GRUNDMASSAGE

- *Mit der Medi-Rolle oder einer passenden Alternative im Sitzen:* Beginnen Sie knapp unterhalb des Knies und führen Sie die Rolle in Richtung Hüfte. Sobald es nötig ist, lehnen Sie sich zunehmend nach hinten, bis Sie schließlich liegen, um bis zum Hüftstachel rollen zu können. (1–2)
- Sie können weitere Durchgänge machen und dabei die Rolle mehr seitlich nach innen oder außen kippen.

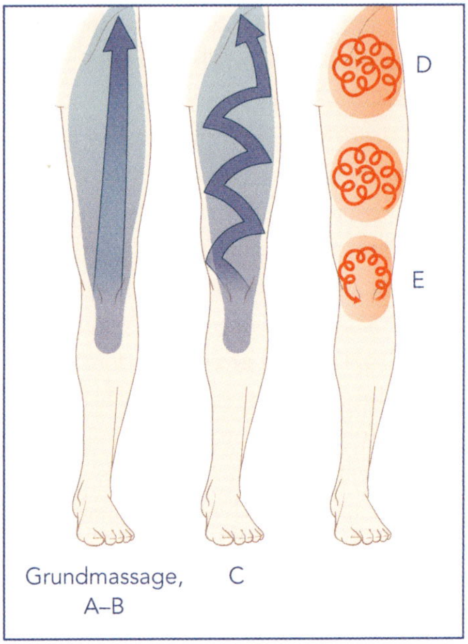

Massieren Sie das betroffene Bein mit den Rollen flächig und mit Kugeln in kleinen Spiralen.

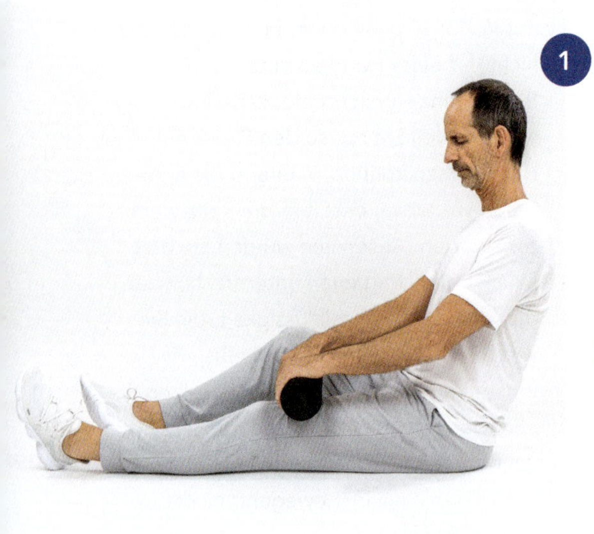

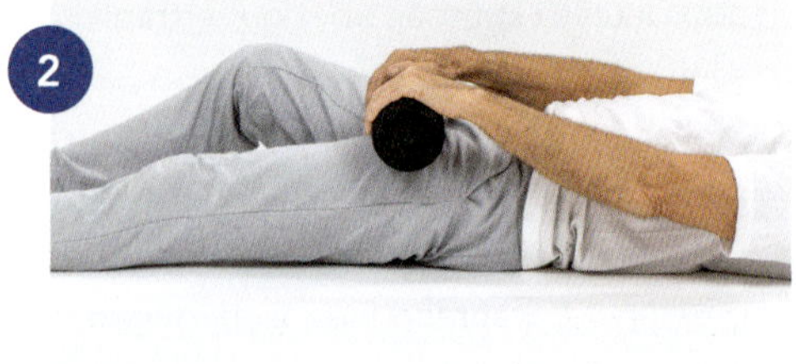

VARIANTE A

- *Auf der Medi-Rolle im Liegestütz:* Bewegen Sie sich auf der Rolle fußwärts, sodass sie am Bein hochrollt. Achten Sie darauf, dass die umlaufende Rille über den Oberschenkelknochen gleitet, da dieser meist empfindlich ist und so geschont wird. (A_1)
- Legen Sie auch das andere Bein angewinkelt auf, um den Druck zu verstärken. (A_2)
- Ist die Intensität zu hoch, können Sie die Maxi-Rolle oder eine größere Alternative zur Medi-Rolle verwenden.

A_1

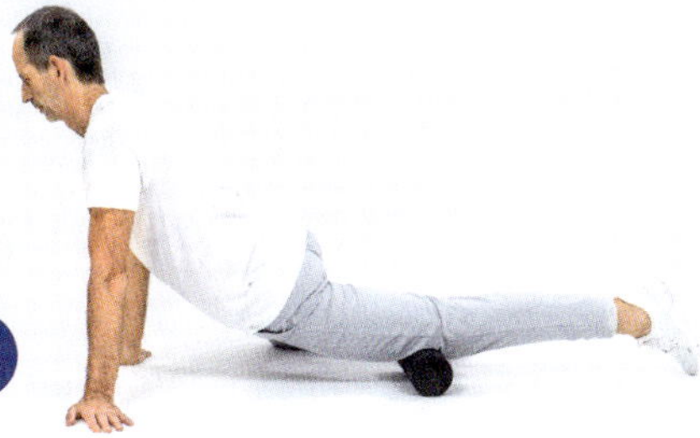

A_2

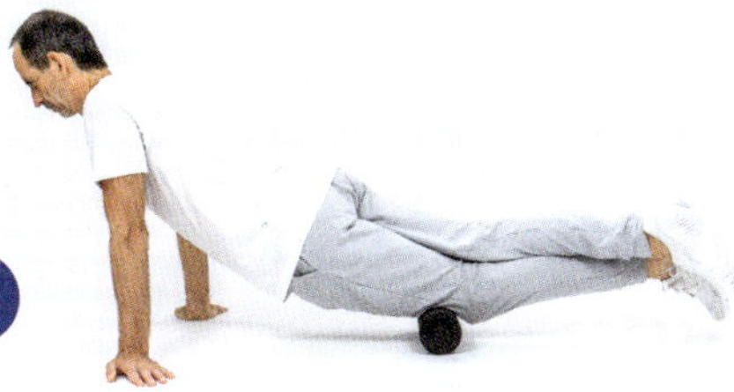

VARIANTE B

- *Auf der Maxi-Rolle im Liegestütz:* Wenn Sie beide Beine gleichzeitig massieren wollen, benutzen Sie am besten die Maxi-Rolle.

VARIANTE C

- *Mit der Kugel-Rolle im Sitzen:* Rollen Sie über die Beinvorderseite vom Knie bis zum Hüftstachel wie bei der Grundmassage – aber schaukeln Sie dabei mit der Kugel-Rolle immer seitlich hin und her.

C

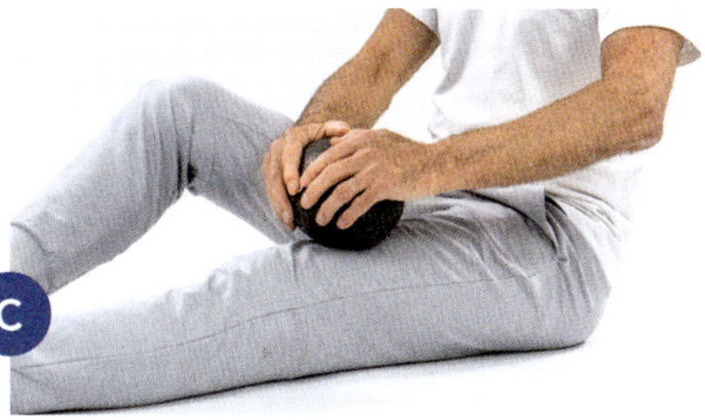

VARIANTE D

- *Mit der Mini-Kugel im Liegen:* Rollen Sie sie in kleinen Spiralen über den Bereich zwischen Hüftstachel und Leistenmitte.

D

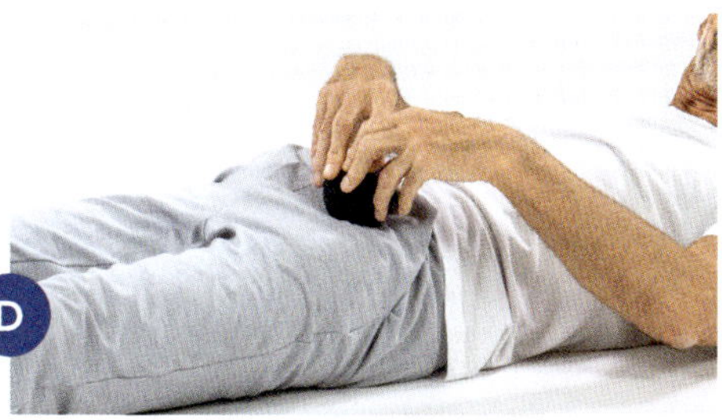

VARIANTE E

- *Mit der Mini-Kugel im Sitzen:* Rollen Sie in kleinen Spiralen in der Mitte des Oberschenkels und rings um die Kniescheibe.

E

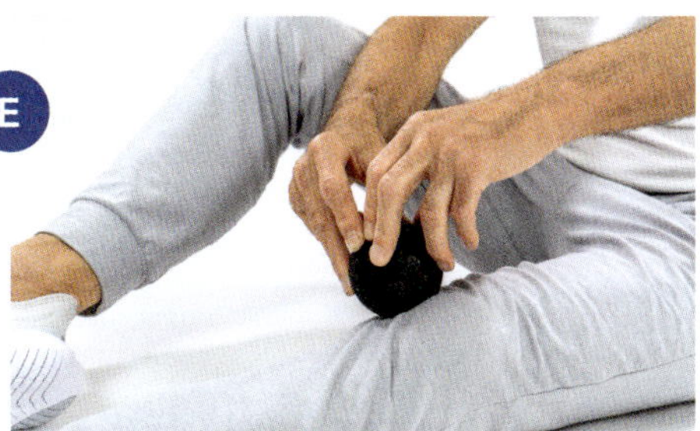

RÜCKSEITE DER BEINE

Auch die Beinrückseiten werden Ihnen das Rollen danken. Testen Sie nach der Massage, ob Sie dem Boden in der Vorbeuge mit den Fingerspitzen näher kommen können.

GRUNDMASSAGE

- *Auf der Medi-Rolle im Sitzen:* Massieren Sie von der Ferse über die Kniekehle bis zum Gesäß, indem Sie sich langsam in Fußrichtung über die Rolle schieben. (1)
- Wenn die Intensität zu groß ist, verwenden Sie die Maxi-Rolle. Wenn sie zu gering ist,

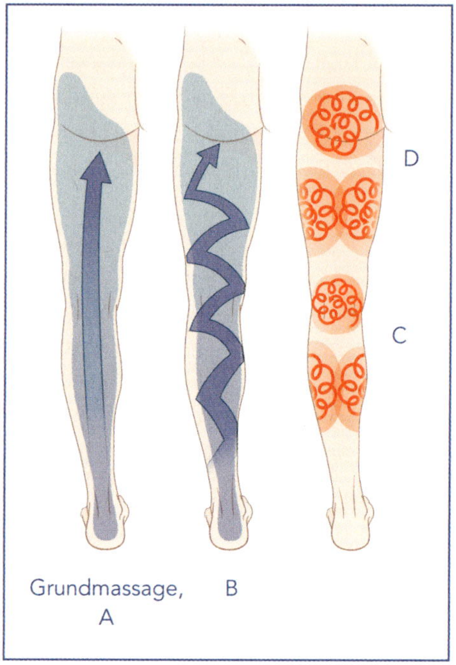

Massieren Sie das betroffene Bein mit den Rollen flächig in Pfeilrichtung und mit der Mini-Kugel die angegebenen Bereiche in kleinen Spiralen. Falls Sie eine Bakerzyste haben, rollen Sie nicht direkt darüber, sondern sparen Sie den Bereich der Kniekehle beim Rollen aus.

1

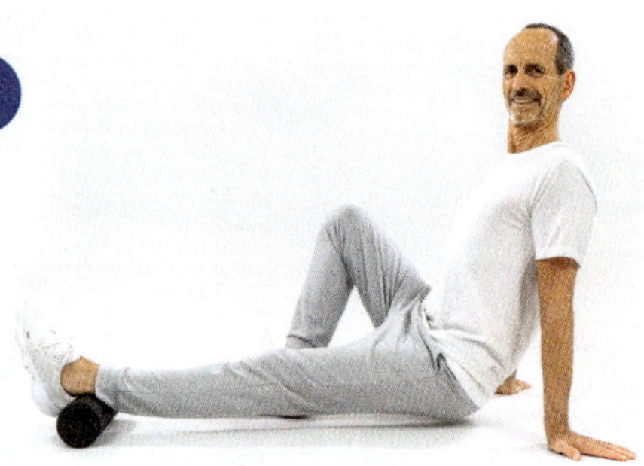

2

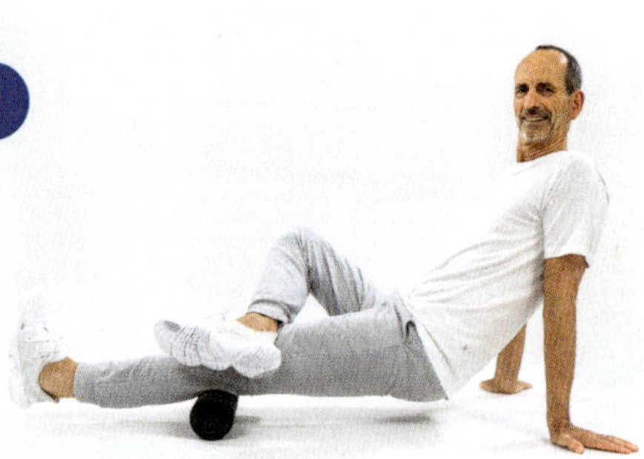

dann legen Sie das andere Bein zusätzlich darüber. (2)

- Kippen Sie den Fuß nach links und rechts, damit Sie auch Randbereiche der Beinrückseite gut abrollen können.

A

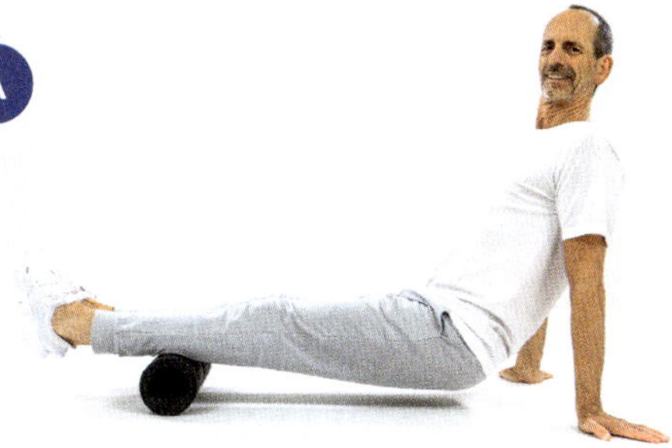

VARIANTE A

- *Auf der Maxi-Rolle:* Wenn Ihre beiden Knie betroffen sind, massieren Sie damit beide Beine gleichzeitig.

B

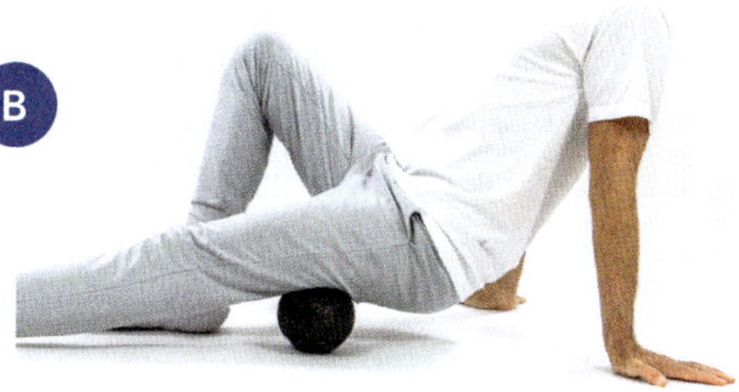

VARIANTE B

- *Auf der Kugel-Rolle:* Wenn Sie die Gewebeschichten noch vielfältiger entspannen möchten, praktizieren Sie das Schaukelrollen mit Körpergewicht auf der Kugel-Rolle. Bewegen Sie dazu das Bein hin und her, während Sie sich langsam in Fußrichtung bewegen und so die Kugel-Rolle in Richtung Gesäß treiben.

C

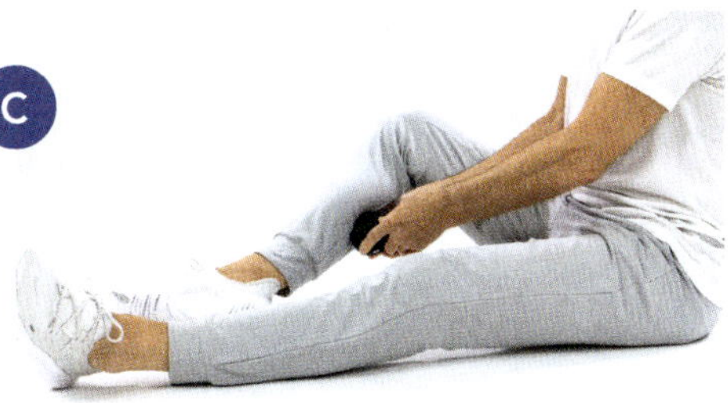

VARIANTE C

- *Mit der Mini-Kugel:* Wenn Sie Ihre Waden noch gezielter nach Spannungsbereichen absuchen möchten, rollen Sie die Mini-Kugel mit den Händen in kleinen Spiralen entlang der Wade und in der Kniekehle.

D_1

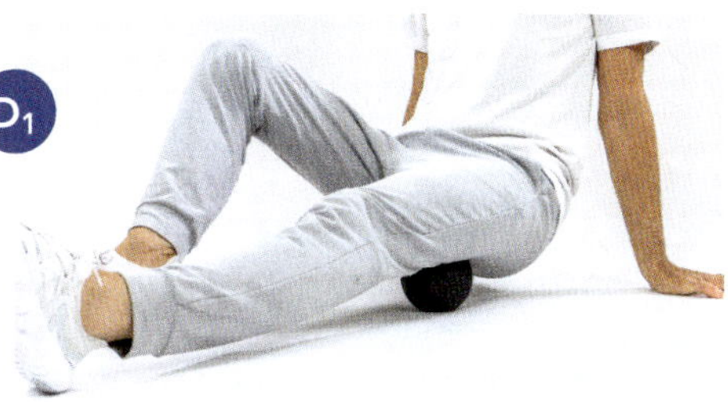

VARIANTE D

- *Auf der Medi-Kugel:* Wenn Sie im Bereich der hinteren Oberschenkel und des Gesäßes gezielter auf »Spannungssuche« gehen möchten, massieren Sie diese Bereiche mit Körpergewicht auf der Medi-Kugel. (D_{1-2})

D_2

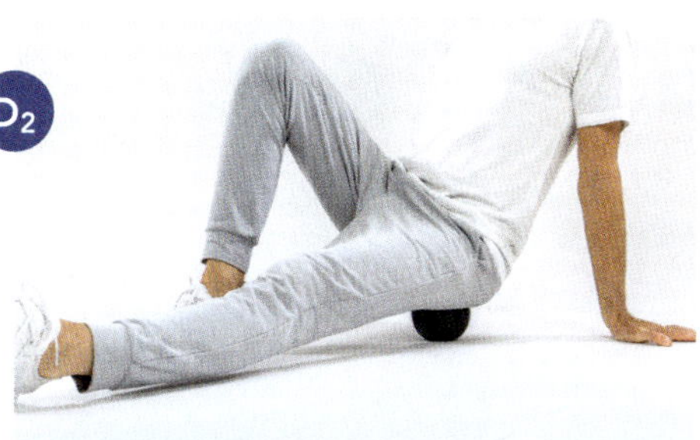

INNENSEITE DER BEINE

Hier lohnt sich maximaler Druck, da die Muskeln am Oberschenkel innen sehr voluminös sind. Lassen Sie sich Zeit und genießen Sie die Massage.

GRUNDMASSAGE

- *Mit der Mini-Rolle oder einem passenden Haushaltsgegenstand im Sitzen:* Rollen Sie Ihr Hilfsmittel mit den Händen über die Innenseite des Oberschenkels – am Knie innen beginnend bis hinauf zum Schritt.

1

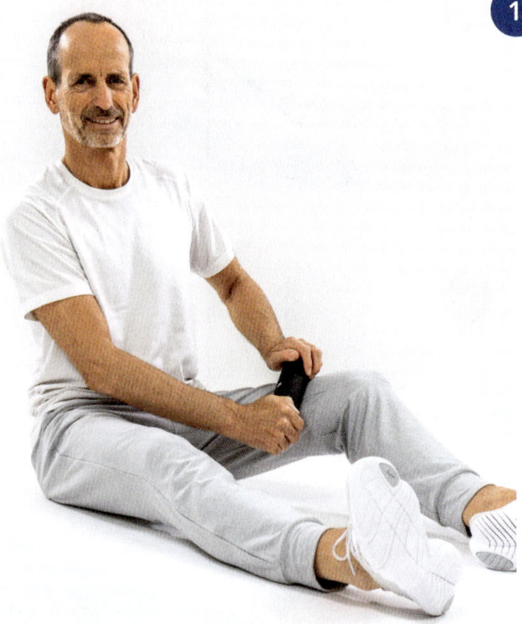

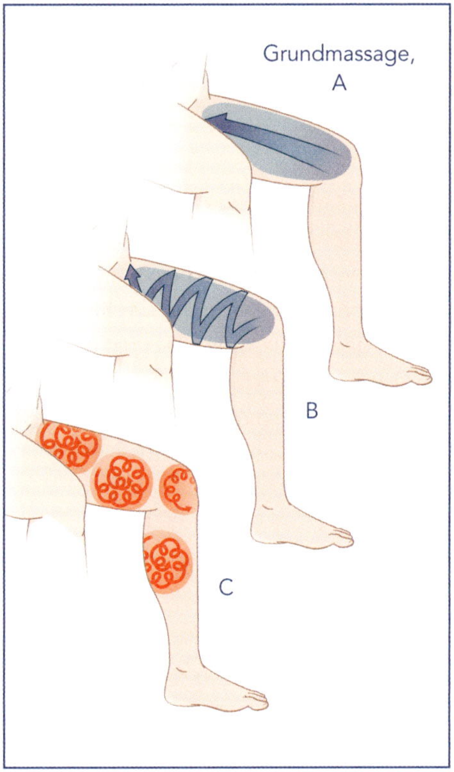

Massieren Sie den Oberschenkel mit den Rollen flächig in Pfeilrichtung und bei Variante C die gesamte Innenseite mit der Mini-Kugel in kleinen Spiralen.

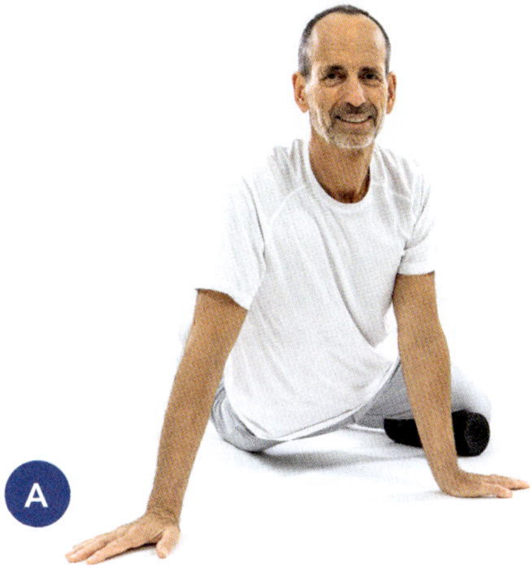

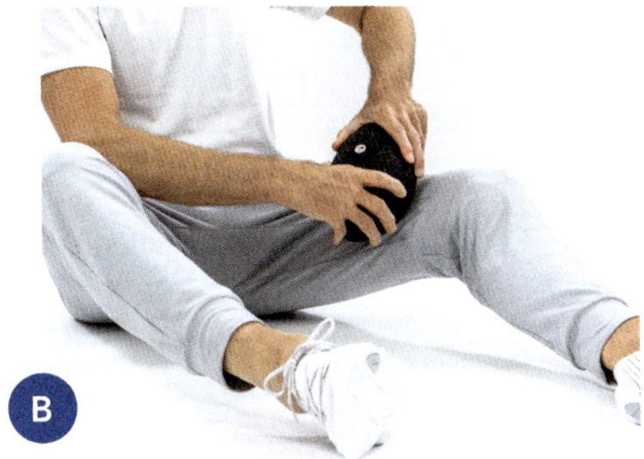

VARIANTE A

- *Auf der Medi-Rolle im Liegestütz:* Wenn Sie ausreichend beweglich sind, empfehlen wir Ihnen, das Bein von der Knieinnenseite bis zum Schritt mit Körpergewicht auf der Medi-Rolle zu massieren.

VARIANTE B

- *Mit der Kugel-Rolle im Sitzen:* Die Beininnenseite eignet sich hervorragend für den schaukelnden Einsatz der Kugel-Rolle, da die Gewebeschichten durch die zahlreichen großen Muskeln sehr dick sind.

VARIANTE C

- *Mit der Mini-Kugel:* Wenn Sie sehr gezielt nach Verspannungskonzentrationen an der Beininnenseite suchen möchten, dann rollen Sie die Mini-Kugel mit den Händen innen über die Wade, das Knie und den Oberschenkel. (C_{1-2})

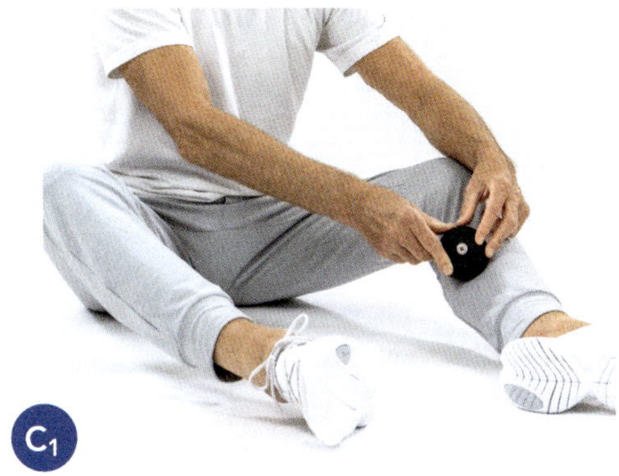

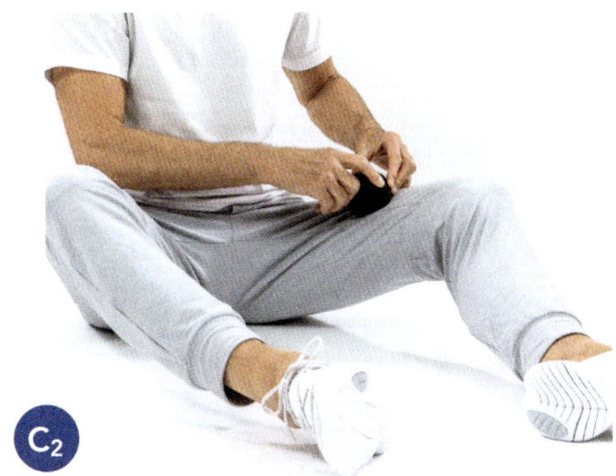

AUSSENSEITE DER BEINE

Hier sind die Beine meist höchstempfindlich – und die Massage ist hochgradig lohnenswert. Die Empfindlichkeit kann mit jedem Rollen stetig abnehmen.

GRUNDMASSAGE

- *Mit der Medi-Rolle im Sitzen:* Rollen Sie die Medi-Rolle mit den Händen von der Knieaußenseite über den äußeren Oberschenkel bis zum Beckenrand.

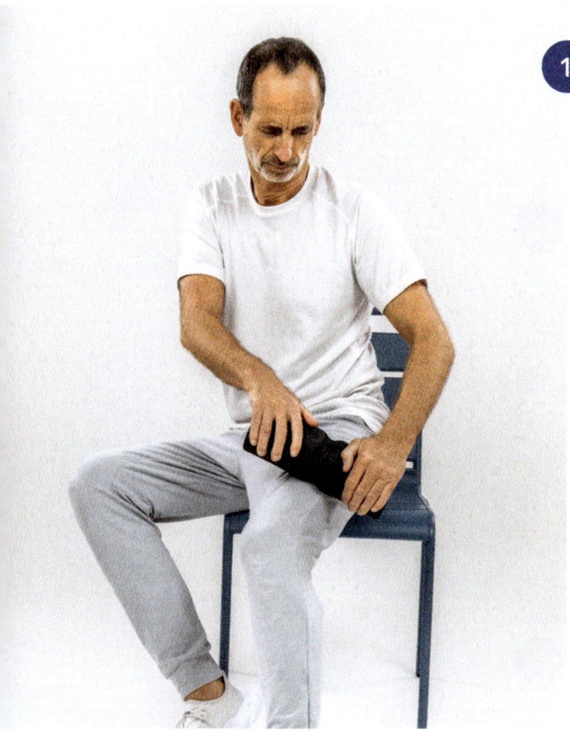

1

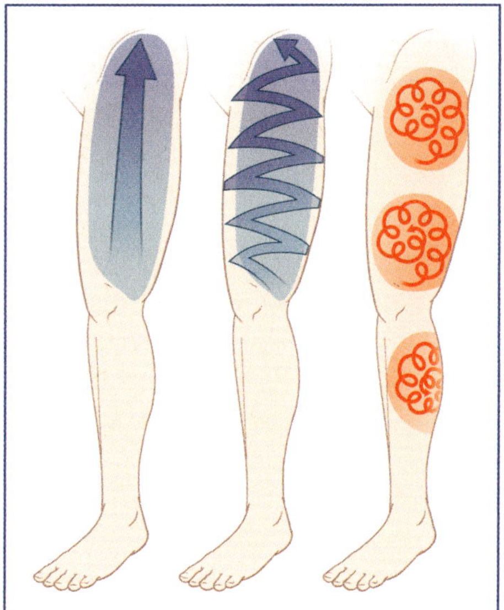

Massieren Sie den angegebenen Bereich des betroffenen Beins mit den Rollen flächig in Pfeilrichtung, bei Variante C mit der Mini-Kugel in kleinen Spiralen.

VARIANTE A

- *Auf der Medi- oder Maxi-Rolle im Seitstütz:* Wenn Sie den Druck an der meist sehr empfindlichen Außenseite mit der Medi-Rolle nicht aushalten, nehmen Sie die Maxi-Rolle und massieren Sie das Bein von knapp unter dem Knie bis unter den oberen Rand des Beckens.

VARIANTE B

- *Mit der Kugel-Rolle im Sitzen:* Um die Entspannung im Gewebe zusätzlich anzuregen, massieren Sie sich mit der Kugel-Rolle bevorzugt im Bereich des seitlichen Oberschenkels unterhalb des Beckens.

VARIANTE C

- *Mit der Mini-Kugel im Sitzen:* Um gezielt Spannungskonzentrationen wegzumassieren, rollen Sie die Kugel mit beiden Händen über die Wade, Knieaußenseite und den äußeren Oberschenkel. (C_{1-2})

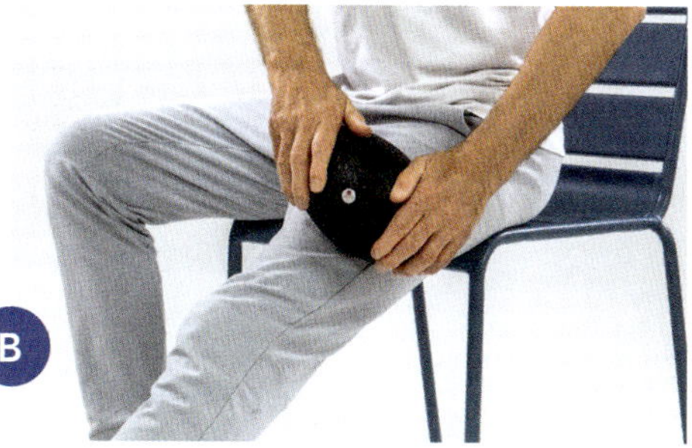

B

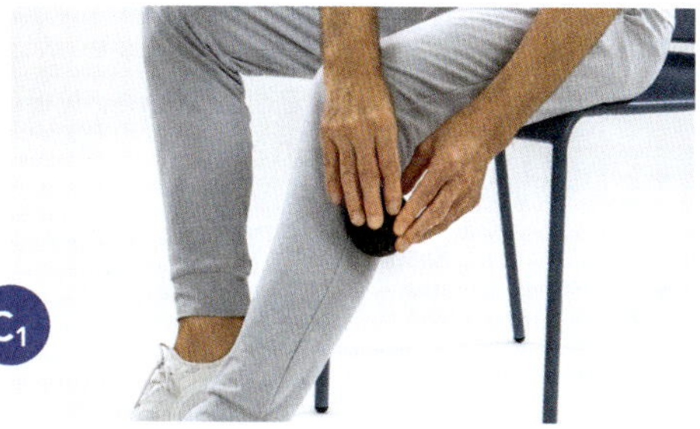

C_1

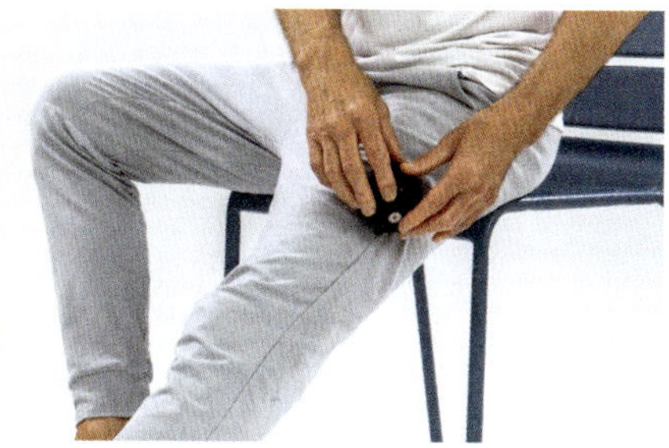

C_2

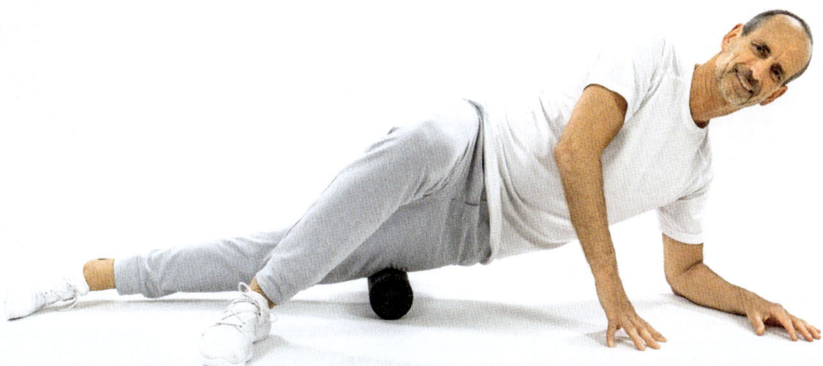

A

FUSSSOHLEN

Man könnte fragen: Was hat die Fußsohle mit meinem Knie zu tun? Sehr viel, denn sie ist faszial über die Beinrückseite mit dem Knie verknüpft.

GRUNDMASSAGE

- *Auf der Mini-Rolle (oder einer vergleichbaren kleinen Rolle) im Stehen:* Massieren Sie Ihre Fußsohle von den Zehen bis zur Ferse. (1–3)

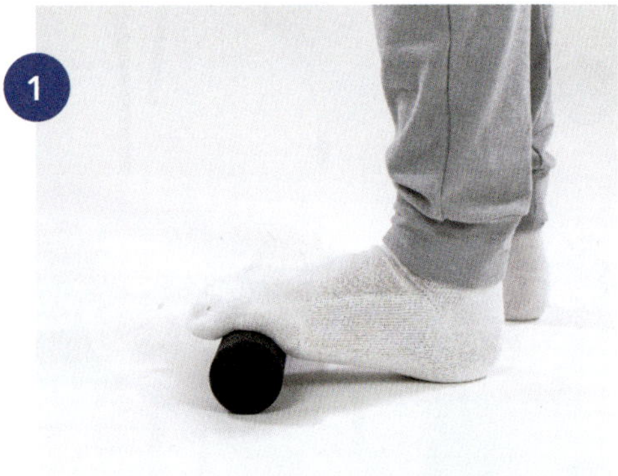

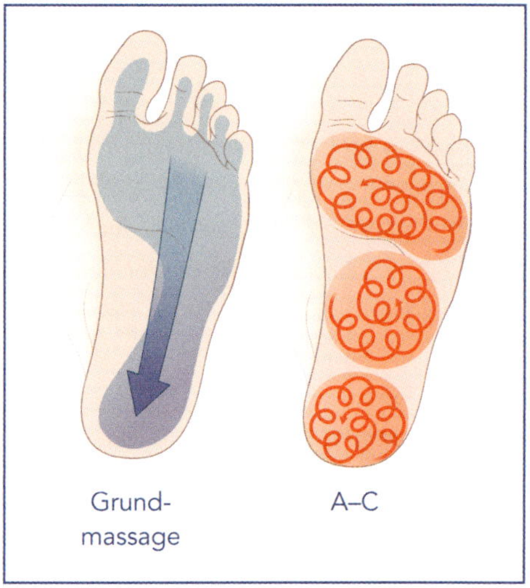

Massieren Sie die Fußsohle mit kleinen Rollen flächig in Pfeilrichtung und mit kleinen Kugeln in Spiralen.

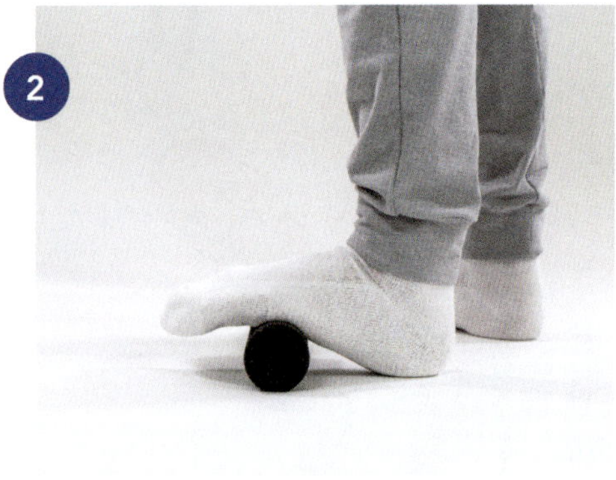

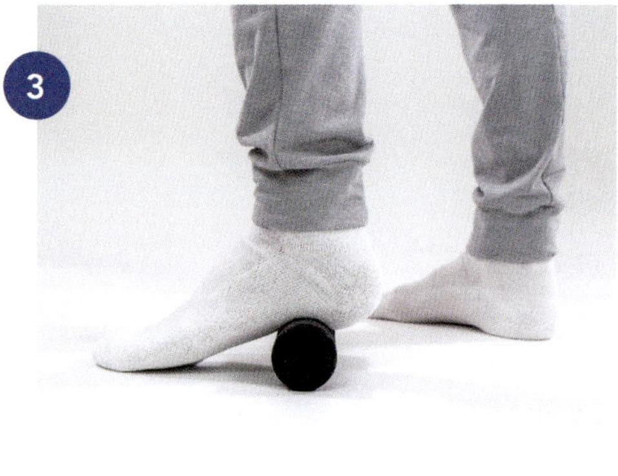

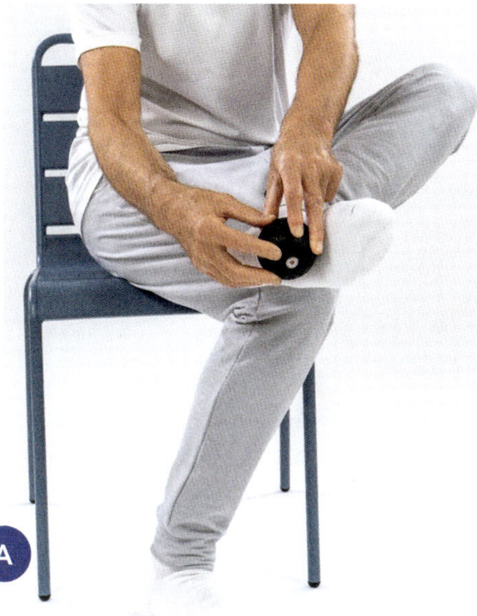

A

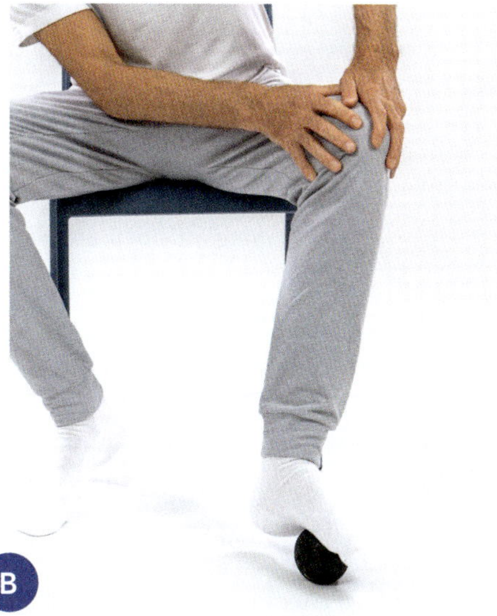

B

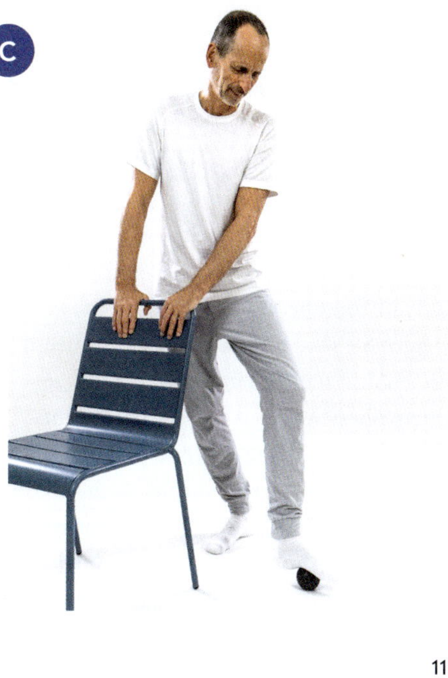

C

VARIANTE A

- *Mit der Mini-Kugel:* Um punktueller massieren zu können, rollen Sie mit der Mini-Kugel in Spiralen über Ihre Fußsohle.

VARIANTE B

- *Auf der Mini-Kugel im Sitzen:* Stellen Sie Ihren Fuß auf die Mini-Kugel – so arbeiten Sie punktueller als bei der Übung vorher, aber nun mithilfe der Schwerkraft.

VARIANTE C

- *Auf der Mini-Kugel im Stehen:* Hier massieren Sie kreisend wie bei den Übungen zuvor, können aber wesentlich mehr Druck erzeugen.

DIE VISION VON LIEBSCHER & BRACHT

Nun kennen Sie die Hintergründe vieler Knieschmerzen und unsere Selbsthilfeübungen. Wir freuen uns sehr, wenn Sie schon eine wohltuende Wirkung spüren. Zum Ausklang möchten wir Sie noch an unserer Vision teilhaben lassen.

Unser Einsatz wird von der Vision motiviert, allen Menschen ein schmerzfreies und gesundes Leben zu ermöglichen, denn in vielen Fällen gibt es eine wirksame Methode, Schmerzen natürlich zu behandeln und andere Therapien entscheidend zu ergänzen. Wahrscheinlich kennen Sie bereits den üblichen Behandlungsweg mit Medikamenten und Operationen, doch oft können Sie auch eine andere Richtung einschlagen, um zum Ziel der Schmerzfreiheit zu gelangen. Die zu hohen Spannungen der Muskeln und Faszien werden als Schmerzursache häufig noch nicht berücksichtigt. Probieren Sie daher die Übungen aus diesem Buch sowie ergänzend einige unserer Empfehlungen im Internet und auf Youtube. Dadurch stellen Sie fest, inwiefern Sie Ihre Beschwerden selbst beeinflussen und senken können.

Indem Sie sich gezielt für Bewegung entscheiden, nützliche Selbsthilfetechniken anwenden und sich zum Beispiel auch mit diesem Buch wichtige Gesundheitsinformationen aneignen, können Sie in vielen Fällen Ihre Schmerzen eigenständig senken.

KOMMEN SIE IN BEWEGUNG

Regelmäßige Bewegung ist einer der wichtigsten Schritte hin zu einem schmerzfreien Leben. Nicht umsonst betonen Gesundheitsorganisationen immer wieder, wie wichtig Bewegung ist. Die Weltgesundheitsorganisation (WHO) misst allen Bewegungsarten eine gesundheitsfördernde Wirkung bei, wenn sie regelmäßig und in entsprechender Dauer und Intensität durchgeführt werden.[116] Mobilisationstechniken, die auch muskulär-fasziale Spannungen abbauen, werden unter anderem von der US-amerikanischen Fachgesellschaft für chronische Schmerzen (ACPA) als positive Maßnahmen bei chronischen Schmerzen angesehen.[117]

SELBSTHILFE FÜR SCHMERZPATIENTEN

Mit unseren Übungen möchten wir Ihnen Hilfe zur Selbsthilfe anbieten. Viele Schmerzpatient*innen haben das Gefühl, ihren Beschwerden hilflos ausgeliefert zu sein. Mit unserem Informationsangebot und über 1500 kostenfreien Übungsvideos auf Youtube

WIR SIND IMMER FÜR SIE DA

Bitte vergessen Sie nicht: Bei Unsicherheiten aller Art, bei Fragen und allem, was Sie interessiert, sind wir für Sie da. Lassen Sie sich gerne auch von unseren zertifizierten Liebscher & Bracht-Therapeut*innen behandeln, um die Ursachen Ihrer Beschwerden zu ergründen und zu beheben. Oder Sie kommen zunächst nur einmal, um sicherer zu sein, dass unsere Therapie Ihnen hilft, und sich die Selbsthilfetechniken zeigen zu lassen.

Sie können sich natürlich mit diesem Buch auch direkt selbst behandeln – bei anderen Beschwerden vielleicht mit einem der anderen Bücher, die wir geschrieben haben – sowie mit den zahlreichen Videos auf Youtube oder mithilfe des Informationsangebots auf unserer Internetseite. Sie können die Liebscher & Bracht-Übungsgruppen besuchen. Oder Sie können diese und weitere Möglichkeiten so kombinieren, wie Sie möchten.

Im Therapeuten-Finder auf unserer Website finden Sie von uns ausgebildete Ärzte, Heilpraktiker, Physio- und andere Therapeuten. Seien Sie gewiss, dass sich alle dort aufgeführten Therapeut*innen einer permanenten Qualitätssicherung unterziehen und sich regelmäßig von unseren Prüfern neu zertifizieren lassen.

möchten wir Sie motivieren, die empfohlenen Bewegungsübungen regelmäßig durchzuführen. Insbesondere die selbstständige Aktivität zu Hause kann Ihre Gesundheitsfürsorge unterstützen und Behandlungsergebnisse positiv beeinflussen.[118] Dazu empfehlen verschiedene medizinische Fachgesellschaften auch Übungsprogramme wie unsere mit einer Kombination aus Dehnung, Krafttraining und Mobilitätsübungen.[119]

GUT INFORMIERT

Mit diesem Buch und all unseren Beiträgen im Internet möchten wir Ihnen den Zugang zu Gesundheitsinformationen vereinfachen, damit Sie sich wertvolles Wissen anlesen und das Gelernte eigenständig anwenden können. Denn klar ist: Wer sich bei Schmerzen selbst helfen möchte, sollte zunächst verstehen, woher sie kommen. Damit dies jedem Menschen unabhängig von Alter, Bildungsgrad und Beruf gelingt, geht es mehr denn je um klare Informationen und einen einfachen Zugang zu Gesundheitswissen. Diesem Anspruch haben wir uns im Rahmen unserer Vision verpflichtet.[120, 121]

Wir hoffen, Sie damit zu unterstützen, und wünschen viel Erfolg auf Ihrem Weg in die Schmerzfreiheit.

Ihre Petra Bracht und
Roland Liebscher-Bracht

QUELLEN & STUDIEN

1, 18, 69 – Ritter, E., Windhofer, C., Voelckel, W. et al. Ein alternatives Schmerzmodell auf dem Prüfstand, in: Schmerz Nachrichten 21, 4. 39–41 (2021). https://doi.org/10.1007/s44180-021-0024-9

2 Hart, F.D., Watkins, M., Burley, D., Richards, M.T. Osteoarthritis and rest. Br Med J. 1954 Jul 31;2(4882):269-71. doi: 10.1136/bmj.2.4882.269

3 Golding D. General management of osteoarthritis. Br Med J. 1969 Sep 6;3(5670):575-7. doi: 10.1136/bmj.3.5670.575.

4 Logue, V. Treatment of lumbar intervertebral disc prolapse. Postgrad Med J. 1953 May;29(331):234-42. doi: 10.1136/pgmj.29.331.234

5 Cope, J.T., Green, J.P. Lumbar disc problems. Br Med J. 1972 Jul 29;3(5821):285-6. doi: 10.1136/bmj.3.5821.285

6, 33, 43 – Bertelsmann Stiftung (Hrsg.): Faktencheck Gesundheit. Knieoperationen (Endoprothetik) – Regionale Unterschiede und ihre Einflussfaktoren; 2013 https://www.bertelsmann-stiftung.de/de/publikationen/publikation/did/faktencheck-gesundheit -knieoperationen/

7, 44, 46 – Bertelsmann Stiftung (Hrsg.): Knieprothesen – starker Anstieg und große regionale Unterschiede; 2018. https://www.bertelsmann-stiftung.de/de/publikationen/publikation/did/knieprothesen-starker-anstieg-und-grosse-regionale-unterschiede

8, 51 – Postler A, Lützner C, Beyer F, Tille E, Lützner J. Analysis of Total Knee Arthroplasty revision causes. BMC Musculoskelet Disord. 2018 Feb 14;19(1):55. doi: 10.1186/s12891-018-1977-y.

9, 62, 75 – Benner RW, Shelbourne KD, Bauman SN, Norris A, Gray T. „Knee Osteoarthritis: Alternative Range of Motion Treatment", in: Orthop Clin North Am. (2019) 50(4):425-432. doi: 10.1016/j.ocl.2019.05.001.

10 Osamu Aoki, Nobuhiro Tsumura, Aiko Kimura, Soh Okuyama, Satoshi Takikawa, Soichiro Hirata (2009). Home Stretching Exercise is Effective for Improving Knee Range of Motion and Gait in Patients with Knee Osteoarthritis, in: Journal of Physical Therapy Science 21, 2, (2009), 113-119. https://doi.org/10.1589/jpts.21.113

11 Hiyama, Y., Kamitani, T., Wada, O., Mizuno, K., & Yamada, M. (2016). Effects of Group-Based Exercise on Range of Motion, Muscle Strength, Functional Ability, and Pain During the Acute Phase After Total Knee Arthroplasty: A Controlled Clinical Trial. The Journal of orthopaedic and sports physical therapy, 46(9), 742–748. https://doi.org/10.2519/jospt.2016.6409

12 Fuchs J, Prütz F (2017) Prävalenz von Gelenkschmerzen in Deutschland. Journal of Health Monitoring 2(3):66–71. DOI 10.17886/RKI-GBE-2017-056

13, 31 – Moseley, B. et al. (2002). A Controlled Trial of Arthroscopic Surgery for Osteoarthritis of the Knee. The New England Journal of Medicine, 347, S. 81–88. https://doi.org/10.1056/NEJMoa013259

14, 32 – Kirkley, A. et al. (2008). A Randomized Trial of Arthroscopic Surgery for Osteoarthritis of the Knee. The New England Journal of Medicine, 359, S. 1097–1107. https://doi.org/10.1056/NEJMoa070833

15 Tisch, T., Deckenbach, B., Nolting, H.-D.: Versorgungsreport Knieschmerzen/Gonarthrose. 2022. medhochzwei Verlag. https://www.dak.de/dak/download/versorgungsreport2022-knieschmerz-gonarthrose-pdf-259 0266.pdf [Abruf am 19. Dezember 2022].

16, 49 – Kurt-Martin Mayer: »Drei von vier Operati onen sind unnötig. Das Knie, der ewige Patient« in: FOCUS Magazin 17 (2017)

17, 53 – Victoria A. Brander: »Predicting total knee replacement pain: A prospective, observational study.« In: Clinical Orthopaedics and Related Research 403 (2013), S. 27–36

19, 28 – Schleip R./Bayer J. Faszien-Fitness: vital, elastisch, dynamisch in Alltag und Sport: der Bestseller erweitert und überarbeitet. München, 2019.

20, 27 – Schleip R, Naylor IL, Ursu D, Melzer W, Zorn A, Wilke HJ, Lehmann-Horn F, Klingler W. Passive muscle stiffness may be influenced by active contractility of intramuscular connective tissue. Medical Hypotheses 66: 66–71 (2006).

21, 23, 113 – Schleip R. The fascial network: an exploration of its load bearing capacity and its potential as a pain gene-rator. In: Schleip R, Zorn A, Lehmann-Horn F, Klingler W. In: Vleeming et al: Proceedings of the 7th World Congress on Low Back & Pelvic Pain, Los Angeles, 2010, 215–218.

22, 24, 114 – Schleip R, Duerselen L, Vleeming A, Naylor IL, Lehmann-Horn F, Zorn A, Jaeger H, Klingler W: Strain hardening of fascia: Static stretching of dense fibrous connective tissues can induce a temporary stiffness increase accompanied by enhanced matrix hydration. J Bodyw Mov Ther 16(1): 94–100 (2012).

25 DKV Deutsche Krankenversicherung, Deutsche Sporthochschule Köln: Der DKV-Report 2021: Wie gesund lebt Deutschland? https://www.ergo.com/de/Newsroom/Reports-Studien/DKV-Report [Abruf am 08. Februar 2023]

26 Reckinger, K. »Schmerztherapie bei Arthritis und Arthrose – Nur ein ganzheitlicher Ansatz führt zum Erfolg«, Notfall & Hausarztmedizin 35.12 (2009): 589–594.

29 George Peat et al.: »Knee pain and osteoarthritis in older adults: A review of community burden and current use of primary health care«, in: Annals of the Rheumatic Diseases 60 (2001), S. 91–97.4.30
Lespasio MJ, Piuzzi NS, Husni ME, Muschler GF, Guarino A, Mont MA. Knee Osteoarthritis: A Primer. Perm J. 2017;21:16-183. doi: 10.7812/TPP/16-183

34 Dennis Ballwieser: »Mehr künstliche Kniegelenke in reichen Landkreisen«, in: Spiegel Online, www.spiegel.de 17.10.2013

35 Tilman Wolff: »Das Geschäft mit dem Knie« in: Quarks & Co., WDR, www.quarks.de 7.7.2015

36 Bannuru RR, Natov NS, Dasi UR et al. Therapeutic trajectory following intra-articular hyaluronic acid injection in knee osteoarthritis--meta-analysis. Osteoarthritis Cartilage, 2011. 19(6): p. 611-9.

37 Miller LE and Block JE. US-Approved Intra-Articular Hyaluronic Acid Injections are Safe and Effective in Patients with Knee Osteoarthritis: Systematic Review and Meta-Analysis of Randomized, Saline-Controlled Trials. Clin Med Insights Arthritis Musculoskelet Disord, 2013. 6: p. 57-63.

38 Campbell KA, Erickson BJ, Saltzman BM, et al. Is local viscosupplementation injection clinically superior to other therapies in the treatment of osteoarthritis of the knee: A systematic review of overlapping meta-analyses. Arthroscopy 2015;31(10):2036-45.e14. doi: 10.1016/j.arthro.2015.03.030.

39 Trojian TH, Concoff AL, Joy SM, et al. AMSSM scientific statement concerning viscosupplementation injections for knee osteoarthritis: importance for individual patient outcomes. Br J Sports Med 2016;50(2):84-92. doi: 10.1136/bjsports-2015-095683.

QUELLEN & STUDIEN

40 Trojian TH, Concoff AL, Joy SM, et al. AMSSM scientific statement concerning viscosupplementation injections for knee osteoarthritis: importance for individual patient outcomes. Br J Sports Med 2016;50(2):84-92. doi: 10.1136/bjsports-2015-095683.

41 Katz JN, Arant KR, Loeser RF. Diagnosis and treatment of hip and knee osteoarthritis: a review. JAMA2021;325:568-78. doi:10.1001/jama.2020.22171 pmid:33560326

42 OECD Health at a Glance 2021, S. 145 https://de.statista.com/statistik/daten/studie/182672/umfrage/kniegelenksoperationen-anzahl-in-ausgewaehlten-oecd-laendern/ [Abruf am 27. Februar 2023]

45 Hans-Holger Bleß, Miriam Kip (Hrsg.): Weißbuch Gelenkersatz, Springer Open, 2016, https://www.bvmed.de/download/weissbuch-gelenkersatz-2016-final

47 Pia Heinemann: »Kliniken sanieren sich mit sinnlosen Operationen« in: DIE WELT Online, www.welt.de 4.12.2014

48 SWR – Südwestrundfunk: Warum so viele Knieoperationen unnötig sind. Landesschau Rheinland-Pfalz Di., 18.2.2020 https://www.swrfernsehen.de/landesschau-rp/gutzuwissen/aexavarticle-swr-9900.html

50 Johanna Petra Graf: Die infizierte Knieprothese – Eine Dreijahresstudie aus neun Berliner Krankenhäusern; Dissertation, Medizinische Fakultät der Charité – Universitätsmedizin Berlin, 2015.

52 Carsten Perka et al.: »Current failure mechanisms after knee arthroplasty have changed: polyethylene wear is less common in revision surgery« in: The Journal of Bone and Joint Surgery. American Volume 97(9) (2015), S. 715–720.

54 Bischoff, Hans-Peter et al. Praxis der konservativen Orthopädie, 2007. 193–194.

55 Kampe S, Krombach JW, Diefenbach C. Muscle relaxants. Best Pract Res Clin Anaesthesiol. 2003;17(1):137-146.

56 Ozan F, Kahraman M, Baktır A, Gençer K.: Catastrophic failure and metallosis of the acetabular component in total hip arthroplast. J Orthop Surg Res. 2021 May 29;16(1):349.

57 Ude, CC., Esdaille CJ, Ogueri KS, Ho-Man K, Laurencin SJ, Nair LS, Laurencin CT: The Mechanism of Metallosis After Total Hip Arthroplasty. Regen Eng Transl Med. 2021 Sep;7(3):247-261.

58 Jörg Lützner et al.: »Serum metal ion exposure after total knee arthroplasty« in: Clinical Orthopaedics and Related Research 461 (2007), S. 136–142.

59 Na Lu et al.: »Total joint arthroplasty and the risk of myocardial infarction: A general population, propensity score-matched cohort study« in: Arthritis & Rheumatology 67 (2015), S. 2771–2779.

60 Kurtz SM, Ong KL, Lau E et al. Prosthetic joint infection risk after TKA in the Medicare population. Clin Orthop Relat Res 2010; 468: 52–56.

61 Renz N, Müller M, Perka C et al. Implant-associated infections – diagnostics. Chirurg 2016; 87: 813–821.

63 van Roermund P M, van Valburg AA, Duivemann E, et al.: Function of stiff joints may be restored by Ilizarov joint distraction. Clin Orthop Relat Res 1998; 348: 220–7.

64 van Valburg A A, van Roermund PM, Lammens J, et al.: Can Ilizarov joint distraction delay the need for an arthrodesis of the ankle? A preliminary report. J Bone Joint Surg Br 1995; 77: 720–5.

65 Mastbergen, Simon C., et al.: »Tissue structure modification in knee osteoarthritis by use of joint distraction: an open 1-year pilot study«, In: Annals of the Rheumatic Diseases (2011) 70, 1441–1446.

66 van der Woude JA, van Heerwaarden RJ, Spruijt S, Eckstein F, Maschek S, van Roermund PM,

Custers RJ, vanSpil WE, Mastbergen SC, Lafeber FP: Six weeks of continuous joint distraction appears sufficient for clinical benefit and cartilaginous tissue repair in the treatment of knee osteoarthritis. In: Knee. 2016, 23(5): 785–91.

67 Wiegant, K. et al.: »Sustained»Sustainedclinical and structural benefit after joint distraction in the treatment of severe knee osteoarthritis«, in: Osteoarthritis and Cartilage 21 (2013), 1660–1667.

68 Jansen, M. P. et al. (2021): »Knee Joint Distraction Compared with High Tibial Osteotomy and Total Knee Arthroplasty: Two-Year Clinical, Radiographic, and Biochemical Marker Outcomes of Two Randomized Controlled Trials«, CARTILAGE, pp. 181–191.

70 Vergara, D. M., Berrueta, L., Carmody, C., An, X., Wayne, P. M., Zavacki, A. M., & Langevin, H. M. (2020). Establishment of a Novel Porcine Model to Study the Impact of Active Stretching on a Local Carrageenan-Induced Inflammation. American journal of physical medicine & rehabilitation, 99(11), 1012–1019.

71 Muñoz-Vergara, D.; Schreiber, K.; Zhu, Y.; Yeh, G.; Rist, P.; Wayne, P. Impact of Acute Yoga Stretching on Systemic Inflammation: A Pilot Study (2022). Global Advances in Health and Medicine, 11, 61.

72 Liu J, Chen L, Chen X, Hu K, Tu Y, Lin M, Huang J, Liu W, Wu J, Qiu Z, Zhu J, Li M, Park J, Wilson G, Lang C, Xie G, Tao J, Kong J. Modulatory effects of different exercise modalities on the functional connectivity of the periaqueductal grey and ventral tegmental area in patients with knee osteoarthritis: a randomised multimodal magnetic resonance imaging study. Br J Anaesth. 2019, 123(4):506-518.

73 Kay AD, Dixon J, Bligh LD, Blazevich AJ: The external validity of a novel contract-relax stretching technique on knee flexor range of motion In: Scand J Med Sci Sports. 2020;30(1):74-82.

74 Behm DG, Cavanaugh T, Quigley P, Reid JC, Nardi PS, and Marchetti PH. Acute bouts of upper and lower body static and dynamic stretching increase non-local joint range of motion. Eur J Appl Physiol 116: 241–249, 2016.

76 Elma, Ö., et al. (2020). Do Nutritional Factors Interact with Chronic Musculoskeletal Pain? A Systematic Review, Journal of Clinical Medicine, 9, 207.

77 Guo R, Chen LH, Xing C, Liu T. Pain regulation by gut microbiota: molecular mechanisms and therapeutic potential. Br J Anaesth. 2019 Nov;123(5):637-65.

78 Djuricic I, Calder PC. Beneficial Outcomes of Omega-6 and Omega-3 Polyunsaturated Fatty Acids on Human Health: An Update for 2021. Nutrients. 2021; 13(7):2421.

79 Ishihara T, Yoshida M, Arita M. Omega-3 fatty acid-derived mediators that control inflammation and tissue homeostasis. Int Immunol. 2019;31(9):559-567.

80 Najjar RS, Moore CE, Montgomery BD. Consumption of a defined, plant-based diet reduces lipoprotein(A), inflammation, and other atherogenic lipoproteins and particles within 4 weeks. Clin Cardiol. 2018;41(8):1062-8.

81 Eichelmann F, Schwingshackl L, Fedirko V, Aleksandrova K. Effect of plant-based diets on obesity-related inflammatory profiles: a systematic review and meta-analysis of intervention trials. Obes Rev. 2016;17(11):1067-79.

82 Innes JK./Calder PC.: Omega-6 fatty acids and inflammation. In: Prostaglandins Leukot Essent Fatty Acids. 2018 May;132:41-48.

83 Freeman, Clara R./Zehra Amna et al.: Impact of sugar on the body, brain and behavior. In: Bioscience, Landmark 23; S.2255-2266. 2017;8(11): 4118-4128.

QUELLEN & STUDIEN

85 Nair AR, Mariappan N, Stull AJ, Francis J. Blueberry supplementation attenuates oxidative stress within monocytes and modulates immune cell levels in adults with metabolic syndrome: a randomized, double-blind, placebo-controlled trial. Food Funct.

86 Mcleay Y, Barnes MJ, Mundel T, Hurst SM, Hurst RD, Stannard SR. Effect of New Zealand blueberry consumption on recovery from eccentric exercise-induced muscle damage. J Int Soc Sports Nutr. 2012;9(1): 19.

87 Figueira ME, Oliveira M, Direito R, et al. Protective effects of a blueberry extract in acute inflammation and collagen-induced arthritis in the rat. Biomed Pharmacother. 2016;83: 1191-1202.

88 Wu, Q.J./Yang, Y. et al.: Cruciferous vegetables intake and the risk of colorectal cancer: a meta-analysis of observational studies. In: Ann Oncol, 24(4), 2013, S.1079-1087.

89 Zhi Yu/Vasanti S Malik et al.: Associations between nut consumption and inflammatory biomarkers. In: The American Journal of Clinical Nutrition, Volume 104, Issue 3, September 2016, S.722–728.

90 Niko Rittenau: Vegan-Klischee adé, Ventil Verlag, Mainz 2018. S. 338.

91 Lakhan SE, Ford CT, Tepper D. Zingiberaceae extracts for pain: a systematic review and meta-analysis. Nutr J. 2015;14:50.

92 Matsumura MD, Zavorsky GS, Smoliga JM. The Effects of Pre-Exercise Ginger Supplementation on Muscle Damage and Delayed Onset Muscle Soreness. Phytother Res. 2015;29(6):887-93.

93 Wilson PB. Ginger (Zingiber officinale) as an Analgesic and Ergogenic Aid in Sport: A Systemic Review. J Strength Cond Res. 2015;29(10):2980-95.

94 Jalali M, Mahmoodi M, Moosavian SP, et al. The effects of ginger supplementation on markers of inflammatory and oxidative stress: A systematic review and meta-analysis of clinical trials. Phytother Res. 2020;34(8):1723-33.

95 Fernández-Lázaro, D. et al. (2020). Modulation of Exercise-Induced Muscle Damage, Inflammation, and Oxidative Markers by Curcumin Supplementation in a Physically Active Population: A Systematic Review, Nutrients, 12, 501.

96 Heidari-Beni M, Moravejolahkami AR, Gorgian P et al.: Herbal formulation „turmeric extract, black pepper, and ginger" versus Naproxen for chronic knee osteoarthritis: A randomized, double-blind, controlled clinical trial. Phytother Res. 2020 Aug;34(8):2067-2073. doi: 10.1002/ptr.6671

97 Larrick JW, Mendelsohn AR, Larrick JW. Beneficial Gut Microbiome Remodeled During Intermittent Fasting in Humans. Rejuvenation Res. 2021 Jun;24(3): 234-237.

98 Maifeld A, Bartolomaeus H, Löber U, et al. Fasting alters the gut microbiome reducing blood pressure and body weight in metabolic syndrome patients. Nat Commun. 2021;12(1):1970.

99 Max Rubner-Institut (2008): Nationale Verzehrsstudie II. i. A. des BMELV

100 Max Rubner-Institut, Bundesforschungsinstitut für Ernährung und Lebensmittel, Auftrag: Bundesministerium für Ernährung, Landwirtschaft und Verbraucherschutz (BMELV)(2010). Nationales Ernährungsmonitoring – NEMONIT

101 Soendenbroe, C., Dahl, C. L., Meulengracht, C., Tamáš, M., Svensson, R. B., Schjerling, P., Kjaer, M., Andersen, J. L., & Mackey, A. L. (2022). Preserved stem cell content and innervation profile of elderly human skeletal muscle with lifelong recreational exercise. The Journal of physiology, 600(8), 1969–1989.

102 Niederstrasser NG, Attridge N. Associations between pain and physical activity among older adults. PLoS One. 2022 Jan 28;17(1):e0263356.

103 Aguilera, J. A., Pourhashemi, N., Sharpe, C. J., & Friesen, B. (2022). Use it or lose it: protecting ageing muscles with lifelong recreational exercise. The Journal of physiology, 600(15), 3397–3398.

104 Schöps, P., Seeger, D.: Physikalisch-medizinische Therapie bei akuten und chronischen Schmerzen. In: Schmerz. 2009; 23(2): 191–212.

105 Rohde, J.: Schmerztherapie über das Periost. In: Manuelle Medizin. 2010; 48(6): 447–453.

106 Bandy WD, Irion JM. The effect of time on static stretch on the flexibility of the hamstring muscles. Phys Ther. 1994 Sep;74(9):845-50; discussion 850-2. doi: 10.1093/ptj/74.9.845.

107 Althoff T, Sosič R, Hicks JL, King AC, Delp SL, Leskovec J. Large-scale physical activity data reveal
worldwide activity inequality. Nature. 2017 Jul 20;547(7663):336-339. doi: 10.1038/nature23018.

108 Paluch, A.E., Bajpai, S., Bassett, D.R. et al. Steps for Health Collaborative. Daily steps and all-cause mortality: a meta-analysis of 15 international cohorts. Lancet Public Health. 2022 Mar;7(3):e219-e228. doi: 10.1016/S2468-2667(21)00302-9.

109 Wilke, J., Müller, A. L., Giesche, F., Power, G., Ahmedi, H., & Behm, D. G. (2020). Acute Effects of Foam Rolling on Range of Motion in Healthy Adults: A Systematic Review with Multilevel Meta-analysis. Sports medicine (Auckland, N.Z.), 50(2), 387–402.

110 Croniani, Giulia; Saal, Hannes P. (2020). Tactile innervation densities across the whole body. Journal of Neurophysiology, 124, 4. 1229-1240.

111 Weiss, K., & Kalichman, L. (2021). Deep fascia as a potential source of pain: A narrative review. Journal of bodywork and movement therapies, 28, 82–86.

112 Suarez-Rodriguez, V., Fede, C., Pirri, C., Petrelli, L., Loro-Ferrer, J. F., Rodriguez-Ruiz, D., De Caro, R., & Stecco, C. (2022). Fascial Innervation: A Systematic Review of the Literature. International journal of molecular sciences, 23(10), 5674.

115 Schleip, R. (2017). Mechanotransduktion: von der zellulären Ebene bis zum ganzen Körper. In: Mayer, J., Standen, C. (Hrsg.): Lehrbuch der Osteopathischen Medizin. München, Elsevier GmbH, S. 127–133.

116 Global Action Plan on Physical Activity, WHO. https://apps.who.int/iris/bitstream/handle/10665/272722/9789241514187-eng.pdf?sequence=1&isAllowed=y, [Abruf am 06. Februar 2023]

117,118 Resource Guide to Chronic Pain Management, ACPA.
https://www.theacpa.org/wp-content/uploads/2021/09/2021-ACPA-Resource-Guide-to-Chronic-Pain-Management-v3.pdf, [Abruf am 06. Februar 2023]

119 Deutsche Vereinigung für Schulter- und Ellbogenchirurgie e.V., Deutsche Gesellschaft für Orthopädie und Orthopädische Chirurgie e.V.: Subacromiales Impingement: 1.Aufl./Version 1.0.

120 Culture of Health Program, NAM.
https://nam.edu/programs/culture-of-health/ [Abruf am 29. Januar 2023]

121 WHO – World Health Organization. Primary health care: closing the gap between public health and primary care through integration
https://www.who.int/publications/i/item/primary-health-care-closing-the-gap-between-public-health-
and-primary-care-through-integration. [Abruf am 29. Januar 2023]

SACHREGISTER

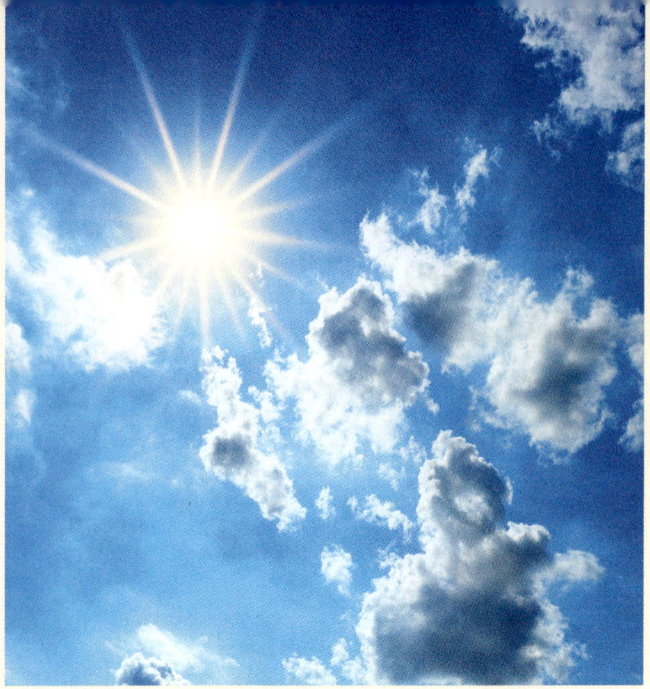

DANKE VON HERZEN

… all den vielen Helferinnen und Helfern, ohne die dieses Buch nie entstanden wäre, die wir hier aber nicht alle namentlich erwähnen können: allen voran unsere Patientinnen und Patienten, unsere Fans in den sozialen Medien sowie die Teilnehmer*innen an unseren Ausbildungen.
Danke an unsere zertifizierten Liebscher & Bracht-Therapeut*innen, an unsere Dozent*innen, die mit vollem Einsatz unsere Inhalte anwenden und lehren, sowie an unsere vielen engagierten Mitarbeiter*innen im Büro in Bad Homburg, die unsere Ideenflut immer wieder kanalisieren und umsetzen. Ohne ihren unermüdlichen Einsatz für eine schmerzfreie Welt könnten wir das alles nicht auf die Beine stellen und immer weiterentwickeln.
Danke an Ulrich Ehrlenspiel und Christof Klocker, dass sie unsere neue Schmerz-Ratgeberreihe im Gräfe und Unzer Verlag veröffentlichen wollen. Der Verlag wird die Bücher auch in Apotheken zugänglich machen, was uns sehr wichtig ist, weil dort vor allem ältere Menschen, die häufig unter Knieschmerzen leiden, ein und aus gehen.
Danke auch an unsere Lektorin Felicitas Holdau für ihr Engagement und ihre Flexibilität sowie an Dr. Egbert Ritter und Linda Wagner, die am UKH Salzburg die erste klinische Studie über unsere Therapie möglich machten.
Ein großer Dank geht an unseren Sohn Raoul Bracht, operativer Geschäftsführer von Liebscher & Bracht, der in seinen jungen Jahren schon wahre Welten bewegt, um uns in unserem Tun zu unterstützen. Ohne den Rücken durch ihn frei zu haben – wobei ihm unser bester Freund Peter Hoenderop tatkräftig zur Seite steht –, hätten wir keine Chance.
Und danke nach oben, denn ohne diese Unterstützung wäre das alles gar nicht möglich – nicht in der Vergangenheit, nicht heute und nicht in der Zukunft.

IMPRESSUM

© 2019 GRÄFE UND UNZER VERLAG GmbH, Postfach 860366, 81630 München
GU ist eine eingetragene Marke der

GRÄFE UND UNZER VERLAG GmbH, www.gu.de

ISBN 978-3-8338-7250-1
14. Auflage 2025

Projektleitung: Christof Klocker
Lektorat: Felicitas Holdau
Layout & Umschlaggestaltung: independent Medien-Design GmbH, Horst Moser, München
Bildredaktion: Simone Hoffmann, Henrike Schechter
Herstellung: Petra Roth
Satz: Felicitas Holdau, Reemers Publishing Services GmbH
Reproduktion: Medienprinzen GmbH, München
Druck und Bindung: Firmengruppe APPL, aprinta druck, Wemding
Printed in Germany

Umwelthinweis
Nachhaltigkeit ist uns sehr wichtig. Der Rohstoff Papier ist in der Buchproduktion hierfür von entscheidender Bedeutung. Daher ist dieses Buch auf PEFC-zertifiziertem Papier gedruckt. PEFC garantiert, dass ökologische, soziale und ökonomische Aspekte in der Verarbeitungskette unabhängig überwacht werden und lückenlos nachvollziehbar sind.
Die GU-Homepage finden Sie unter www.gu.de

Bildnachweis
Fotoproduktion:
Patryk Kowalski, Dominik Sachs und Fabian Sprey
Illustrationen: Alexandra Vent

Adobe Stock: S. 11, 13, 29, 35, 41, 42; Getty Images: Cover (Illustration), S. 26; iStockphoto: S. 6, 8, 32; shutterstock: S. 126; Katharina Werner: Cover (Porträt), S. 4

Syndication:
www.imageprofessionals.com

Wichtiger Hinweis
Die Anregungen in diesem Buch stellen die Meinung der Verfasser dar. Sie wurden nach bestem Wissen erstellt und mit größtmöglicher Sorgfalt geprüft. Sie bieten jedoch keinen Ersatz für persönlichen medizinischen Rat. Jede*r Leser*in ist für das Tun selbst verantwortlich. Weder Autoren noch Verlag können für eventuelle Nachteile, die aus den im Buch gegebenen Hinweisen resultieren, eine Haftung übernehmen.

QUALITÄTS GARANTIE

LIEBE LESERINNEN UND LESER,

wir wollen Ihnen mit diesem Buch Informationen und Anregungen geben, um Ihnen das Leben zu erleichtern oder Sie zu inspirieren, Neues auszuprobieren. Wir achten bei der Erstellung unserer Bücher auf Aktualität und stellen höchste Ansprüche an Inhalt und Gestaltung. Alle Anleitungen und Rezepte werden von unseren Autoren, jeweils Experten auf ihren Gebieten, gewissenhaft erstellt und von unseren Redakteur*innen mit größter Sorgfalt ausgewählt und geprüft.

Haben wir Ihre Erwartungen erfüllt? Sind Sie mit diesem Buch und seinen Inhalten zufrieden? Wir freuen uns auf Ihre Rückmeldung. Und wir freuen uns, wenn Sie diesen Titel weiterempfehlen, in Ihrem Freundeskreis oder bei Ihrem Online-Kauf.

Sollten wir Ihre Erwartungen so gar nicht erfüllt haben, tauschen wir Ihnen Ihr Buch jederzeit gegen ein gleichwertiges zum gleichen oder ähnlichen Thema um.

KONTAKT ZUM LESERSERVICE

GRÄFE UND UNZER VERLAG
Grillparzerstraße 12
81675 München
www.gu.de